U0736486

全国职业院校教育规划教材

全国高等职业教育新形态规划教材

供康复治疗技术、中医康复技术、针灸推拿、中医学、临床医学等专业用

康复医学导论

主编　吴淑娥

全国百佳图书出版单位

中国中医药出版社

·北 京·

图书在版编目（CIP）数据

康复医学导论 / 吴淑娥主编 . —— 北京：中国中医
药出版社 , 2025. 6. —— （全国职业院校教育规划教材）
（全国高等职业教育新形态规划教材）.

ISBN 978-7-5132-9563-5

Ⅰ . R49

中国国家版本馆 CIP 数据核字第 20251NP691 号

中国中医药出版社出版

北京经济技术开发区科创十三街 31 号院二区 8 号楼
邮政编码　100176
传真　010-64405721
山东华立印务有限公司印刷
各地新华书店经销

开本 850×1168　1/16　印张 6.75　字数 214 千字
2025 年 6 月第 1 版　2025 年 6 月第 1 次印刷
书号　ISBN 978 – 7 – 5132 – 9563 – 5

定价　45.00 元
网址　www.cptcm.com

服 务 热 线　010-64405510
购 书 热 线　010-89535836
维 权 打 假　010-64405753

微信服务号　zgzyycbs
微商城网址　https://kdt.im/LIdUGr
官 方 微 博　http://e.weibo.com/cptcm
天猫旗舰店网址　https://zgzyycbs.tmall.com

如有印装质量问题请与本社出版部联系（010-64405510）
版权专有　侵权必究

全国职业院校教育规划教材
全国高等职业教育新形态规划教材

《康复医学导论》
编委会

主　　编　吴淑娥
副 主 编　张　欣　郑　爽　蒋维晟
编　　委　（以姓氏笔画为序）
　　　　　王　源（雅安职业技术学院）
　　　　　吉生敏（保山中医药高等专科学校）
　　　　　李昊祯（漯河医学高等专科学校）
　　　　　李艳秋（红河卫生职业学院）
　　　　　李雪芳（渭南职业技术学院）
　　　　　杨定瑶（黔西南民族职业技术学院）
　　　　　吴淑娥（抚州医药学院）
　　　　　张　欣（南阳医学高等专科学校）
　　　　　郑　爽（四川护理职业学院）
　　　　　黄　琪（抚州医药学院）
　　　　　蒋维晟（广东江门中医药职业学院）

前　言

　　"全国高等职业教育新形态规划教材"是为贯彻党的二十大精神和党的教育精神，落实《关于深化现代职业教育体系建设改革的意见》《国家职业教育改革实施方案》《关于推动现代职业教育高质量发展的意见》等文件精神，由中国中医药出版社联合全国多所高职高专院校及行业专家统一规划建设的，旨在提升医药职业教育对全民健康和地方经济的贡献度，提高职业技术院校学生的实践操作能力，实现职业教育与产业需求、岗位胜任能力的紧密对接，突出新时代中医药职业教育的特色。

　　中国中医药出版社直属于国家中医药管理局，中央一级文化企业。中国中医药出版社是全国中医药行业规划教材出版基地，国家中医、中西医结合执业（助理）医师资格考试大纲和细则及实践技能指导用书授权出版单位，全国中医药专业技术资格考试大纲和细则授权出版单位，与国家中医药管理局中医师资格认证中心建立了良好的战略合作伙伴关系。目前，全国中医药行业高等职业教育规划教材已延续至第6版，覆盖了中医学、中药学、针灸推拿、中医骨伤、康复治疗技术、中医养生保健、中医骨伤等多个专业，已构建起从基础理论到实践应用的较为完整的教学体系。

　　本套教材由50余所开展康复治疗技术专业高等职业教育的院校及相关医院、医药企业等单位，按照教育部公布的《高等职业学校专业教学标准》内容，并结合目前康复治疗技术的临床实际联合组织编写。本套教材可供康复治疗技术、中医康复技术、中医养生保健、中医骨伤等专业使用，具有以下特点：

　　1. 坚持立德树人，融入课程思政内容和党的二十大精神。把立德树人贯穿教材建设全过程、各方面，体现课程思政建设新要求，推进课程思政与医药人文的融合，大力培育和践行社会主义核心价值观，健全德技并修、工学结合的育人机制，努力培养德智体美劳全面发展的社会主义建设者和接班人。

　　2. 加强教材编写顶层设计，科学构建教材的主体框架，打造职业行动能力导向明确的金教材。教材编写落实"三个面向"，始终围绕医药职业教育技术技能型、应用型人才培养目标，以学生为中心，以岗位胜任力、产业需求为导向，内容设计符合职业院校学生认知特点和职业教育教学实际，体现了先进的职业教育理念。

　　3. 与岗位需求对接，加强产教融合。教材突出理论与实践相结合，强调动手能力、实践能力的培养。鼓励专业课程教材融入产业发展的新技术、新工艺、新规范、新标准，满足学生适应项目学习、案例学习、模块化学习等不同学习方式的要求，注重以典型案例为载体组织教学单元、有效激发学生的学习兴趣和创新潜能。

4. 强调质量意识，打造精品示范教材。将质量意识、精品意识贯穿教材编写全过程。围绕现行教材出现的问题，以问题为导向，有针对性地对教材内容进行修订完善，力求打造适应职业教育人才培养需求的精品示范教材。

5. 加强教材数字化建设。适应新形态教材建设需求，打造精品融合教材，探索新型数字教材。将新技术融入教材建设，丰富数字化教学资源，满足职业教育教学需求。

6. 与考试接轨。编写内容科学、规范，突出职业教育技术技能人才培养目标，与康复医学治疗技术（士）职业资格考试大纲一致，与考试接轨，提高学生的考试通过率。

本套教材的建设，凝聚了全国康复行业职业教育工作者的集体智慧，体现了全国康复行业齐心协力、求真务实的工作作风，代表了全国康复行业为"十五五"期间康复事业发展和人才培养所做的共同努力，谨此向有关单位和个人致以衷心的感谢。希望本套教材的出版，能够对全国康复行业职业教育教学发展和人才培养产生积极的推动作用。需要说明的是，尽管所有组织者与编写者竭尽心智，精益求精，本套教材仍有一定的提升空间，敬请各教学单位、教学人员及广大学生多提宝贵意见和建议，以便修订时进一步提高。

中国中医药出版社

2025 年 6 月

编写说明

在全面推进健康中国建设的时代背景下，康复医学作为现代医学体系的重要支柱，正以前所未有的速度融入全生命周期健康管理的各个环节。本教材以培养高素质康复技术技能人才为主要目标，致力于为高职高专康复治疗类专业学生构建全景式学科认知框架，铺就通往专业领域的启蒙之路。同时，也为其他临床类专业学生养成"治病—救命—功能"三维医疗思维提供理论支撑与实践指南。

作为康复治疗类专业的入门基石，本教材紧扣"三基、五性"编写原则，系统整合康复医学的核心概念、理论基础与实践脉络。内容架构以"认知—理解—应用"为逻辑主线。首章开篇明义，溯源学科本源，阐述康复、康复医学、中医康复的本质内涵与核心理论，突出中医康复与现代康复的协同创新；接着再深度解析残疾学、运动学、人体发育学、神经学、心理学、物理学等康复原理；继而层层剖析康复医学的工作内容、工作方式、工作流程以及康复医学中的伦理规范。整本教材既注重夯实学科根基、完整呈现康复医学工作过程等基础模块，又有机融入康复伦理决策、人文关怀与团队协作素养培育。

在呈现形式上，我们打造了"纸质教材为核、数字资源为翼"的新形态教学载体。纸质教材以精练篇幅承载核心知识，按照阶梯式学习路径设计。数字资源平台集微课视频、测与练等媒介于一体，构建"课前导学—课中探究—课后拓展"的立体化学习空间。

本教材共分为七章：第一章由吴淑娥、黄琪编写，第二章由李昊祯、李雪芳、黄琪编写，第三章由王源、郑爽编写，第四章由杨定瑶、张欣编写，第五章由李艳秋编写，第六章由吉生敏编写，第七章由蒋维晟编写。

本教材的编写，凝聚了全国多地康复医学教育工作者与临床专家的集体智慧，承载着行业对新时代康复技术人才培养的殷切期待。我们秉持"学生为中心、持续改进"的理念，诚盼广大师生与业界同仁不吝指正，共同推动康复医学教育生态的迭代升级。

《康复医学导论》编委会

2025 年 6 月

目　录

全书数字资源

第一章 概 述

第一节 康 复

传统生物医学模式认为疾病由生物因素引起，主要依靠生物医学手段进行诊断和治疗，医疗思维为"治病—救命"。现代生物–心理–社会医学模式认为健康是受生物、心理、社会等多种因素相互作用的结果，疾病是人体结构和功能在内、外环境因素作用下发生的偏离正常状态，医疗思维为"治病—救命—功能"。现代医学的任务不仅在于治病救命，还特别强调实际功能的恢复与重建，提高人的生存质量。

康复一词来自英文 rehabilitation，由前缀 re– 和词根 habilitation 构成，有修复、复兴、复职、恢复名誉等意思，意为重新获得某种能力、资格或适应正常社会生活的状态。

1981 年，世界卫生组织（World Health Organization，WHO）将康复定义为"采取一切措施以减轻残疾带来的影响并使残疾人重返社会。""康复不仅是指残疾人适应周围的环境，还包括调整残疾人的周围环境和社会条件以利于他们重返社会。"因此，康复是指综合、协调地应用各种措施，以减轻或消除病、伤、残者的身体、心理和社会的功能障碍，使其功能达到或保持在最佳水平，增强生活自理能力，重返社会，提高生存质量。

> **链接**
>
> ### 世界卫生组织
>
> 世界卫生组织（WHO）是联合国系统内负责卫生的专门机构，也是全球最大的公共卫生组织。1946 年，国际卫生大会通过了《世界卫生组织组织法》。1948 年 4 月 7 日，随着该法的正式生效，WHO 正式成立，并将每年的 4 月 7 日定为"世界卫生日"。WHO 的宗旨是提高全世界人民的生活质量，通过预防疾病、增进健康，以及提供卫生服务来实现这一目标。主要职能包括协调全球卫生工作，促进疾病防治措施的发展和应用；促进卫生领域的国际合作；提供和改进公共卫生、疾病医疗以及相关的教学与训练；推动制定生物制品的国际标准。

考点与重点 康复的定义及基本内涵

康复不仅仅是一种方法，更是一种理念和指导思想，它渗透到了社会生活的各个领域之中，具体包括以下几方面。

1. 医学康复（medical rehabilitation） 指应用医学的方法和手段促进康复，包括药物、手术、物理等治疗方法。医学康复涵盖整个医学范围，但着重于临床医学，旨在改善功能，或为其后的功能康复创造条件。

2. 教育康复（educational rehabilitation） 指尽量创造条件使残疾儿童及青少年进入普通学校接受教育（九年制义务教育及中高等教育），帮助不能接受普通教育的儿童和青少年进入一些专门设置的学校，接受一般学校不能提供的教育，如盲哑学校等。

3. 职业康复（vocational rehabilitation） 指使残疾者获得与其相适应的职业能力，一般分为职业评定、职业训练、就业、就业后随访等几个阶段。职业康复能有效地减轻家庭和社会负担，使残疾者的社会生活更加完整，能极大地促进其身心健康。

4. 社会康复（social rehabilitation） 指从社会的角度推进和保证医学康复、教育康复和职业康复的实施，维护残疾者的尊严和公平待遇，解决其重返社会时遇到的各种社会问题。常用的手段包括帮助就业、改造环境、提供福利、推动相关法律制定等。

5. 康复工程（rehabilitation engineering） 指应用现代工程技术的原理和方法，研究残疾人全面康复中的工程技术问题。通过假肢、矫形器、辅助工具以及环境改造等途径，最大限度地恢复、代偿或重建残疾者躯体功能的治疗措施。

第二节　康　复　医　学

康复医学（rehabilitation medicine）是以研究病、伤、残者功能障碍的预防、评定和治疗为主要任务，以改善躯体功能、提高生活自理能力、改善生存质量为目的的医学学科，是临床医学的重要分支。康复医学具有独特的理论基础、评定方法及治疗技术，与保健医学、预防医学、临床医学共同组成现代医学的四大支柱。在国外，康复医学又称为"物理医学与康复"（physical medicine and rehabilitation，PM&R）。

考点与重点 康复医学的定义

一、康复医学的发展历程

康复医学作为一门独立的医学学科，诞生于 20 世纪 40 年代，迄今只有 80 余年的历史。从世界范围看，康复医学发展的历程大致可分为以下四个历史时期。

（一）萌芽期（1910 年以前）

公元后至 1910 年，初期的运动疗法、作业疗法、电疗法和光疗法开始萌芽，残疾者的职业培训、聋人与盲人的特殊教育、精神病的心理治疗、患者的社会服务等工作也已开始。由于历史条件的限制，萌芽期的运动疗法、作业疗法、电疗法和光疗法等主要作为临床治疗学内容的一部分，很少被用来作为改善某种功能的措施。此阶段的治疗对象比较单一，主要为风湿性疾病和轻型外伤后遗症患者及聋人与盲人（特殊教育如应用手语、盲文）等。

（二）形成期（1910—1945 年）

从 1910 年开始，康复一词才开始正式应用在残疾者身上，康复机构纷纷建立，为残疾人制定了法律，保障残疾人的福利和就业。1917 年，美国陆军成立了身体功能重建部和康复部，这成为最早的康复机构。同年，美国在纽约成立了国际残疾人中心。第一次世界大战后遗留的战伤（截肢、脊髓和周围神经损伤）以及 20 世纪 20～30 年代的脊髓灰质炎流行，医学上所需面对的各种功能障碍问题越来越引起人们的重视。在康复评定方面出现了徒手肌力检查等方法，在治疗方面出现了增强肌力训练的运动方法、代偿和矫正肢体功能的假肢和矫形器、超声治疗、言语治疗、文娱治疗等方法。1942 年，在美国纽约召开的全美康复会上给康复下了第一个著名的定义："康复就是使残疾者最大限度地恢复其身体的、精神的、社会的、职业的和经济的能力。"

（三）确立期（1947—1970 年）

这一时期，康复医学日趋成熟，并逐渐得到全世界人民和医学界的认可。1947 年，美国将"物理医学会"更名为"物理医学及康复学会"，并建立首个康复医学专科医师认证体系，标志着该学科专业化进程的开启。1948 年，《世界人权宣言》规定了"残疾人有接受社会保障的权利"，康复医学的"复权"理念得到了全世界的承认。同年，世界物理治疗联合会（World Physiotherapy，WPT）成立，促进物理治疗全球化。1951 年国际物理医学与康复学会（IFPMR）成立，促进跨国学术协作。1969 年，国际康复医学会（ICRM）成立，强化多学科研究与实践。第二次世界大战造成了 9000 多万人死亡，伤残者更是不计其数，客观的需要再次显著促进了康复医学的发展。脊髓损伤的康复体系日趋完善，Bobath、PNF、Brunnstrom 等治疗中枢神经损伤的神经生理学疗法得到了十分广泛的应用，康复工程得到了突飞猛进的发展，社区康复的概念逐渐形成。

（四）发展期（1970 年以后）

20 世纪 70 年代起，康复医学的理论体系和应用技术均得到了快速发展，不但渗透到临床各科，而且不再局限于躯体功能障碍，逐渐将阵地扩展到了记忆、注意、思维等领域。同时，伤残者对"平等""复权"的诉求得到了全世界的认同，残疾人的人权问题得到了前所未有的重视。1973 年，美国《职业康复法》改为《康复法》，将康复对象扩大到不一定能恢复职业的重症患者和老年人，这是康复概念的一大进步。这一时期康复医学专业教育发展迅猛。国际康复医学会在 1972 年就发表了《教育与培训》白皮书，世界主要国家都逐渐形成了各具特色的康复医学专业学历教育和继续教育体系。如美国、加拿大等国家，对康复医师的培养是医科大学毕业后，在指定的康复医疗机构中进修 4 年，经考核合格方能取得康复医师资格。

我国的现代康复事业起步较晚，在 20 世纪 80 年代才被引入。1988 年我国第一个集临床、科研、人才培养于一体的专业康复机构"中国康复研究中心"在北京成立，此后我国康复事业得到了迅猛发展。目前，我国县级以上医疗机构都设有康复科，很多地方还有专门的康复医院。同时，由于我国独有的中医学在很多理念和方法上与康复医学有天然的亲和力，形成了独特的中西医结合康复治疗体系，这是包括现代康复医学起源地美国在内的西方发达国家都不具备的优势，在世界康复医学中占据了特殊的地位。我国的康复医学专业教育起步于 20 世纪 90 年代，以培训为主。21 世纪初期，康复医学课程逐渐在我国各医学专业中普及。目前，各医学院校已普遍开始举办康复医学学历教育，这为我国康复事业的发展注入了强大的动力。

二、康复医学在现代医学中的地位

康复、医学康复和康复医学三者既相互覆盖，又有所区别，在实际工作中又是相互配合的。从学术角度来看，康复是一项综合性事业；医学康复是康复医学的一个重要组成部分，侧重于使用医学的方法和手段来帮助患者恢复功能；康复医学是一门医学学科，主要关注的是消除和减轻人的功能障碍，弥补和重建人的功能缺失。医学康复是全面康复的基础和出发点，是实现康复目标的根本保证；康复医学为医学康复提供了理论基础和临床指导，医学康复则是康复医学在临床实践中的应用。

（一）康复医学的服务对象

康复医学的服务对象主要是各种损伤以及急慢性疾病、老龄造成的功能障碍和先天发育障碍的患者。这些障碍可以是潜在的或现存的，可逆的或不可逆的，部分的或完全的，可以与疾病并存或作为疾病后遗症，主要具体包括以下人群。

1. 残疾人　指各种因素导致肢体或躯体残疾的患者，因疾病、损伤或先天发育障碍造成功能障碍。

2. 老年人　随着机体的衰老，老年人有不同程度的退行性改变，产生许多功能障碍。

3. 慢性病患者　主要是指各种神经疾病、内脏疾病、运动系统疾病患者，由于疾病减少身体活动，并因此产生继发性的功能衰退。

4. 疾病和损伤的急性期与恢复期患者　此类患者需要早期开展康复治疗，早期康复不仅可促进疾病的临床治愈、预防并发症，也为疾病后期功能康复创造了条件。

5. 亚健康人群   亚健康是介于健康与疾病之间的状态。对亚健康状态人群进行康复治疗干预，有助于恢复健康，提高生活质量。

考点与重点   康复医学的服务对象

（二）康复医学与其他医学的联系与区别

1. 联系   保健医学、预防医学、临床医学和康复医学是现代医学体系的四大支柱，都是为保障人类健康这一共同目标服务，都强调"以防为主，防治结合"，在疾病发生发展的过程中，四者配合紧密，共同发挥作用。

康复医学与临床医学联系最为密切，相互融合形成了神经康复、骨科康复、儿科康复、肿瘤康复等众多分支。同时，由于疾病的治疗阶段也是康复的主要阶段，因此同时开展治疗和康复已经成为一种迫切的要求。患者在临床抢救的同时就应得到康复医学专科医师和治疗师的诊治，及时实施物理治疗、作业治疗、康复护理等。综合医院应当为患者提供早期有效的康复医疗服务，以疾病、损伤的急性期临床康复为重点，康复医师和治疗师深入其他临床科室，提供早期、专业的康复医疗服务，提高患者整体治疗效果，为患者转入专业康复机构或回归社区、家庭做好准备。

2. 区别   康复医学与保健医学、预防医学、临床医学的联系虽然紧密，但区别也是十分明显的。保健医学侧重于个人和群体的健康维护，强调通过合理的生活方式和饮食习惯来预防疾病的发生；预防医学则致力于通过药物、疫苗和其他手段，在疾病尚未发生时进行预防性治疗，以减少疾病的发病率；临床医学专注于疾病的诊断、治疗和管理，旨在治愈患者并减轻病痛；康复医学则关注于疾病的恢复阶段，通过各种康复措施帮助患者恢复正常生活。

康复医学与临床医学的主要区别在于治疗对象、治疗目的、治疗手段以及理论基础等方面。

（1）核心理论不同：康复医学的核心理论是以人体功能障碍为中心，临床医学的核心理论是以人体疾病为中心。

（2）治疗对象不同：康复医学的治疗对象主要是各种功能障碍和残疾者，临床医学的治疗对象是各类患者，包括高热、传染病、出血症、癌症等。

（3）治疗目的不同：康复医学是通过改善、代偿、替代的途径来提高功能，临床医学强调去除病因，挽救生命，恢复健康。

（4）治疗手段不同：康复医学以非药物治疗为主，需要患者主动参与和训练，临床医学以药物和手术治疗为主。

考点与重点   康复医学与相关医学的关系

（三）康复医学的共性原则

1. 因人而异   即个体化原则。患者因为病情不同，在年龄、性别、兴趣、受教育程度、经济和生长环境等方面存在明显差异。因此，要根据患者功能障碍的特点、程度、自身需求等制订康复治疗目标和计划，并根据疗效及时调整治疗方案。

2. 循序渐进   康复治疗的难易、强度和总量等均应逐渐增加，避免突增突减，确保患者自身对运动方案的逐步适应。因此，康复治疗的强度应该由小到大，运动时间由短到长，动作复杂性由易到难；休息次数和时间由多到少、由长到短；治疗的重复次数由少到多，运动组合由简到繁，以逐步产生心理和生理性适应，避免额外负荷。

3. 持之以恒   以功能锻炼为核心的康复治疗，需要持续一定的时间才能获得显著效应，停止治疗后治疗效应将逐步消退。1次足够强度的运动训练效应可以维持2～3天，运动训练效应明确显现一般需要 2 周的积累。因此，维持训练效应的唯一方式就是持续进行运动治疗。

4. 主动参与 患者的主动参与是影响康复疗效的关键因素。运动中枢调控、运动神经元募集、心理参与等，都需要患者主动参与。因此，在治疗过程中应最大可能地调动患者的主观能动性，实现最佳的康复治疗效果。

5. 全面锻炼 人体的功能障碍是多器官、多组织、多系统功能障碍的综合，康复治疗的目标应该包括心理、职业、教育、娱乐等多方面，最终的目标是重返社会。因此，康复治疗应该全面审视、全面锻炼，不可能用一种方式涵盖所有的锻炼目标。

考点与重点 康复医学的共性原则

第三节 中 医 康 复

中医康复是一种基于中医理论，再结合现代康复技术形成的治疗方法，它有自己的理论体系、康复方法和服务对象。具体地讲，中医康复就是在中医理论指导下，运用针灸推拿、中药食疗、功法训练、情志调摄、艾灸等多种方法，最大限度地帮助患者恢复身体功能和提高生活质量的医学方法。中医康复不仅关注身体的复健，还强调心神的康复。

中医已有几千年的历史，自中医诞生以来，中医康复的医疗实践活动就开始了。中医康复的发展既植根于中医沃土，又吸收了现代康复医学的营养，有着显著优势和广阔的发展前景。

一、中医康复的发展历程

中医康复的概念在 20 世纪 80 年代才被明确提出，但在中医典籍中对中医康复早已有大量的记载，只是由于时代局限，未将中医康复的理论系统化、规范化。中医康复的发展可概括为三个阶段。

（一）萌芽期（上古至两汉时期）

从远古时期人类诞生之日起，医疗和康复的实践活动就出现了，并产生了药物、按摩、灸法、热敷、砭刺、导引等众多康复方法。到殷商时期，这些方法已经得到了广泛应用，并在甲骨文中留下了相关记载，但医学理论体系尚未形成，治疗和康复无论是在认识、适应证、方法上都无本质区别。春秋战国时期，康复的思想才开始萌芽，及至先秦时期《黄帝内经》的出现标志着中医康复理论体系的形成，其中的整体观、阴阳五行学说、藏象学说、经络学说等成为中医康复的理论基础。秦汉时代，中医康复理论和治疗技术进一步得到了发展，1972 年长沙马王堆西汉古墓出土的帛书《五十二病方》对运动障碍的康复做了较大篇幅的阐述；东汉时期，名医华佗创编了"五禽戏"，这是世界上最早的运动疗法和医疗体操；同时代的另一名医张仲景在《伤寒杂病论》中创立了辨证论治体系，是中医康复的另一大基本观点；东汉时期的杰出科学家、文学家张衡在其《温泉赋》中记载了温泉疗法。至此，中医康复的基本理论框架已奠定。康复方法上以针灸、推拿、情志调摄、导引等非药物疗法为主，药疗、食疗等康复方法已经开始出现，并得到了迅猛发展。

（二）形成期（晋唐至 20 世纪 70 年代）

两晋时期，皇甫谧集前人之大成著成了《针灸甲乙经》，标志着针灸这一重要的康复疗法已经成熟。隋代巢元方等编著的《诸病源候论》对中医康复产生了较大影响，后世流传的八段锦、易筋经、太极拳等究其根源均可在此书找到雏形。王焘所著《外台秘要》将磁疗、光疗、热疗、冷疗、沐浴疗法等运用于康复实践，极大地丰富了中医康复的手段和方法。宋元时期，由于医学学术的快速发展，出现了学派争鸣的局面，最具代表性的是金元四大家，对中医康复的发展作出了积极贡献。到了明代，医家对一些需要康复的慢性病如中风、痿证、水肿、消渴等已总结出比较完整的康复方法；明代在康复技术方面也更加成熟，推拿的名称也在明代被正式提出并被广泛使用，针对小儿康复的小儿推拿尤其盛行；著名医家龚廷贤在《万病回春》详细阐述了产后调理秘籍，为后世产后康复做出了深远影响；李时珍的《本草纲目》对水疗的论述十分详细；沈金鳌在《杂病源流犀烛》列"运动规法"专篇对气功、按摩与动功等进行讨论，他还注意到了康复与治疗在适应证上的区别，因此仅在需要康复的病证后列出相应的康复方法。

在这一阶段，中医康复的理论体系已十分成熟，康复技术得到了进一步的发展和丰富。同时，人们已经注意到了康复在适应证和方法上与治疗的区别。整体上看，中医康复已经发展到了一个较高的水平。但1840年鸦片战争后，当朝统治者极力排斥、歧视甚或取消中医，中医的发展受到很大影响，民国时期，政府不重视中医加之西方医学的传入，中医的发展处于停滞状态。

（三）确立及发展期（20世纪80年代至今）

在现代康复医学的影响下，中医康复开始逐渐以独立的面貌出现。1983年，"中医康复医学研究会"正式成立，随后郭子光等编著的《中医康复学》、陈可冀等编著的《中国传统康复医学》等中医康复专著陆续出版，标志着中医康复的确立。虽然中医康复正式确立的时间较现代康复医学晚，但因其独特的治疗方法，显著的康复效果，"简、便、廉、验"的优势，以及与现代康复医学极大的互补性，越来越被世人所关注。国内外很多现代康复医学的专著，已将中医康复的内容收录其中，这种传统与现代的融合必将进一步推动康复医学的发展。

二、中医康复的服务对象

1. 病残诸证　是指因疾病所致的躯体、精神上的功能障碍，如偏瘫、痿证、痹证、聋、失语、癫狂、五迟五软等病症。

2. 伤残诸证　是指由车祸、跌打、挤压、烧烫、劳损等急慢性损伤所致的躯体和精神上的功能障碍，如骨折、脑外伤、烧烫伤、筋伤等。

3. 老年病证　是指老年期才患的疾病或因衰老所致的躯体和精神上的功能障碍，如心肌梗死、高血压、糖尿病、骨质疏松、阿尔茨海默病（老年痴呆）等。

4. 恶性肿瘤　是指患者恶性肿瘤虽已临床治愈或得到控制，但仍存在身心功能障碍；这类患者往往都因疾病本身和手术、放化疗等治疗措施给身体带来巨大的伤害，脏腑功能低下，导致其不能正常工作和生活，并且有十分沉重的心理负担。

5. 慢性病证　此类病证的特点是起病隐匿，病程长且病情迁延不愈，患者的身心功能会受到严重的损害，如心脑血管疾病、慢性阻塞性肺疾病、慢性肝炎、慢性肾炎、精神病等。

6. 疾病瘥后　是指疾病治愈后所遗留的、继续对患者的个体和社会生活造成影响的一些病证，如病后的低热、水肿、少气、食少、不寐、惊悸、心慌、心烦、便秘、泄泻、肌肤甲错等。产后康复也在此范畴。

三、中医康复与康复医学的关系

（一）中医康复与现代康复的联系

1. 核心思想一致　中医康复是在现代康复医学的影响下才被全面整理并明确提出来的，中医康复的很多思想与现代康复医学是一致的，两者都是以功能恢复为核心的医学。

2. 服务对象一致　两者针对的都是各种功能障碍者，在目标上也是一致的，都是要使他们最大限度地恢复功能，进而重返社会。

3. 治疗方法相融相通 中医康复与现代康复医学有共通的地方，如两者都十分重视物理疗法，在中医康复中广泛采用的推拿（被动运动）、导引术（主动运动）可以说是运动疗法的鼻祖。

（二）中医康复与现代康复的区别

1. 理论基础不同 中医康复虽然受到现代康复医学的影响，但它仍是以精气学说、阴阳学说、五行学说等中医理论为基础，是中医学的延伸，与中医学一脉相承。

2. 康复原则不同 虽然康复医学和中医康复都强调整体功能的恢复，但中医康复不但强调人与外界（自然、社会）是一个整体，还强调人体是一个有机的整体，认为个体功能是以脏腑、组织、器官的功能正常发挥为基础的，因此，中医康复不仅强调以"功能训练"为代表的"外治"疗法，还强调"内治"，形成了内外结合的康复方法。

3. 实际应用不同 中医康复比现代康复医学服务范围更加广泛。中医康复认为不仅是传统意义上的"残疾人"需要康复，功能衰退的老年人、疾病临床治愈后和亚健康状态者都需要进行康复，因为这些人群既有现实的功能障碍（表现为不能实现或不能很好地实现某些功能活动，影响到个体、家庭和社会生活），又有进一步丧失功能的巨大风险，且群体巨大，是除"残疾人"外中医康复关注的另一个焦点。

4. 优势领域不同 由于现代科技的进步，现代康复医学在肢残康复等方面走在了前列；中医康复则在脏腑功能康复等方面有独特的优势。相对于对专业设备、场地依赖度较高的现代康复医学而言，中医康复又具有"简、便、廉、验"的优势。因此，两者互补性极强，"中西结合"的康复医学最符合我国实际，也是未来康复医学整体发展的一个方向。

第四节 康复治疗师及其职业要求

康复治疗师是在康复医疗机构工作、为患者进行康复治疗的专业技术人员。在整个康复医疗服务过程中，康复治疗师起着不可替代的作用。

一、康复治疗师的角色

1. 康复治疗师是康复治疗计划和训练措施的具体执行者 康复医学的工作形式是由康复医师、康复治疗师、康复护士和患者家属以及相关人员共同实施完成的。团队成员各司其职，协调配合，完成对患者的综合全面康复。其中治疗师扮演着举足轻重的角色，是康复治疗计划和训练措施的具体执行者。

2. 康复治疗师是康复团队中的桥梁和纽带 康复治疗师与患者接触的时间长，与患者从素不相识到配合默契，双方彼此尊重、信任，可与患者进行多方面交流，对病情了解更翔实，扮演着亦医亦师亦友的角色。这些条件使得治疗师能够担当起团队成员间的桥梁和纽带。在工作中，治疗师还需要同其他团队成员甚至临床科室相关人员进行沟通，以便能够全面了解患者病情，熟悉治疗方案，还要把患者的病情变化及时反馈给团队各成员，合理地调整康复计划，并对患者出现的新情况作出准确应对，保证患者治疗的安全和疗效。可以说没有康复治疗师，就没有康复治疗；没有康复治疗，就不可能有患者尽快地、充分地康复。

二、康复治疗师的职业要求

康复治疗师作为一名医务工作者，是患者的健康所系，承担着患者康复的希望。一个康复治疗师的职业道德和技术水平的高低，直接关系到患者的康复治疗效果，对患者的预后起着至关重要的作用。因此，作为现代高水平的康复治疗师必须具备过硬的技术本领和良好的人文素养，树立"全面康复"的理念，要有高度的责任心、良好的职业道德、较强的法纪意识，善于沟通和合作，勤于思考和创新，勇于拼搏和奉献。

医者仁心

折叠神医——梁益建

　　梁益建，为国内首屈一指的极重度脊柱畸形矫正专家，主刀挽救上千个极重度脊柱畸形患者的生命，被尊为"折叠神医"。为让患者尽快得到治疗，他不仅处处为患者节省费用，还常常为经济困难的患者捐钱，他多次向身边的人借款，甚至在茶馆中筹集资金。在"感动中国年度人物"的颁奖词中这样写道："自谦小医生，却站上医学的巅峰，四处奔走募集善良，打开那些被折叠的人生。你用两根支架，矫正患者的脊柱，一根是妙手，一根是仁心。"

❓ 思 考 题

1. 试述康复医学与其他医学的关系。
2. 试述康复的五个领域并加以解释。
3. 试述康复医学的原则。

本章数字资源

第二章 康复医学基础理论

第一节 残疾学基础

一、基 本 概 念

1. 残疾（disability） 在不同的领域和文化背景下存在一定的差异，但总体而言，残疾是指由于身体结构、功能或心理状态的异常，导致个体在日常生活、社会参与、学习或工作等方面受到限制或处于不利地位的状态。

残疾可分为原发性残疾和继发性残疾。原发性残疾是指由于各类先天或后天的伤病，直接导致身体结构或功能出现损害，进而引发的残疾状况；继发性残疾是指在原发性残疾的基础上，由于各种原因导致残疾状况进一步加重或出现新的功能障碍。

2. 残疾人（people with disabilities，PWD） 是指在心理、生理、人体结构上，某种组织、功能丧失或者不正常，全部或者部分丧失以正常方式从事某种活动能力的人。

3. 残疾学（Disability Studies） 是一门研究残疾的综合性学科，它从生物、心理、社会等多个层面，对残疾的发生、发展、预防、康复以及残疾人的权益保障等方面进行系统的研究，通过整合医学、社会学、心理学、教育学等多学科知识，旨在全面了解残疾现象，为残疾人提供有效的康复服务，促进其融入社会，提高生活质量，并推动社会对残疾问题认知和应对能力的提升。

从社会层面来看，残疾不仅给个体带来身体和心理上的痛苦，还会对其社会参与和经济状况产生深远的影响。残疾人群体在教育、就业、医疗等方面往往面临着诸多障碍，社会歧视和偏见也在一定程度上限制了他们的发展机会。在教育领域，由于缺乏无障碍设施和特殊教育资源，许多残疾儿童无法接受正规的教育；在就业市场上，残障人士的就业机会相对较少，且往往集中在一些低技能、低报酬的岗位上，这进一步加剧了他们的经济困境。

考点与重点 残疾、残疾人、原发性残疾、继发性残疾、残疾学的定义

二、致 残 原 因

致残原因是一个复杂的多因素体系，主要包括生物因素、环境因素和不良生活习惯等方面。

1. 生物因素 生物因素在致残过程中起着关键的作用。遗传因素是导致某些残疾的重要原因之一，许多遗传性疾病如血友病、囊性纤维化等，由于基因突变导致个体在出生时或成长过程中出现身体结构或功能的异常，进而引发残疾。此外，感染性疾病也是常见的致残因素，例如脊髓灰质炎病毒感染可侵袭神经系统，导致肢体肌肉萎缩和瘫痪；风疹病毒感染孕妇后，可能会引起胎儿先天性风疹综合征，出现视力、听力、心脏等多方面的残疾。

2. 环境因素 环境因素在致残过程中同样不容忽视。物理环境中的意外伤害是导致残疾的重要原因之一，如交通事故、工伤事故、跌倒等。化学环境中的有害物质暴露也可能对人体造成损害，长期接触

重金属（如铅、汞）、农药、有机溶剂等，可能会影响神经系统、血液系统和生殖系统的功能，引发中毒性脑病、贫血、胎儿畸形等残疾情况。

3. 不良生活习惯　不良生活习惯在现代社会中逐渐成为致残的重要危险因素。①吸烟与多种残疾相关，长期吸烟可增加患心血管疾病、呼吸系统疾病和癌症的风险，这些疾病可能导致肢体残疾、心肺功能障碍或死亡。②过度饮酒会损害肝脏、神经系统和心血管系统，引发酒精性肝病、酒精性脑病、心肌病等疾病，进而导致残疾。③缺乏运动是现代生活方式中普遍存在的问题，长期久坐不动会导致肌肉萎缩、骨骼疏松、肥胖等健康问题，增加患糖尿病、高血压、心血管疾病的风险，这些疾病后期可能引发残疾。④不合理的饮食结构，如高糖、高脂、高盐饮食，会导致营养失衡，增加肥胖、糖尿病、高血压等疾病的发病率，间接增加致残的可能性。

三、残 疾 分 类

（一）国际残疾分类

1. 国际残损、残疾与残障分类　1980 年，WHO 发布《国际残损、残疾和残障分类》(International Classification of Impairment，Disability and Handicap，ICIDH)，它是一种对疾病所造成的健康结果进行分类的分类体系，将残疾分为三个递进层次，分别从生物、个体和社会层面定义功能障碍。

（1）残损（impairment，I）：指器官或系统在生物结构或生理功能上的异常或丧失，属于生物器官系统水平的障碍。可分①智力残损；②其他心理残损；③语言残损；④听力残损；⑤视力残损；⑥内脏（心肺、消化、生殖器官）残损；⑦骨骼（姿势、体格、运动）残损；⑧畸形；⑨多种综合的残损。在每一类残损中又有许多细分项目。

（2）残疾（disability，D）：指因残损导致个体在日常生活或活动中能力受限或完全丧失，属于个体水平的功能障碍。可分①行为残疾；②交流残疾；③生活自理残疾；④运动残疾；⑤身体姿势和活动的残疾；⑥技能活动残疾；⑦环境适应残疾；⑧特殊技能残疾；⑨其他活动方面的残疾。在每一类残疾中又分列多个项目。

（3）残障（handicap，H）：指因残疾引发的社会参与受限或机会剥夺，属于社会水平的障碍，强调环境或社会支持不足的影响。可分①定向识别（时、地、人）残障；②身体自主残障（生活不能自理）；③行动残障；④就业残障；⑤社会活动的残障；⑥经济自立残障；⑦其他残障。在 1～6 类残障中又分成 9 个等级，在第 7 类中分 4 个等级。

2. 国际功能、残疾与健康分类　WHO 于 2001 年发布的《国际功能、残疾和健康分类》（International Classification of Functioning，Disability and Health，ICF）是一套全球通用的标准化框架，旨在提供一个统一的语言和框架，用于描述和分类与健康相关的功能状态、残疾以及健康结果。ICF 不仅是医学和康复领域的核心工具，也是公共卫生、社会政策制定和跨学科合作的重要基础。ICF 超越了传统医学模式，将健康视为一个复杂的、多维度的概念，强调了个体与环境互动的重要性。ICF 体系的核心在于将健康状态分为身体功能与结构、活动与参与、情景性因素三大核心维度（图 2-1）。

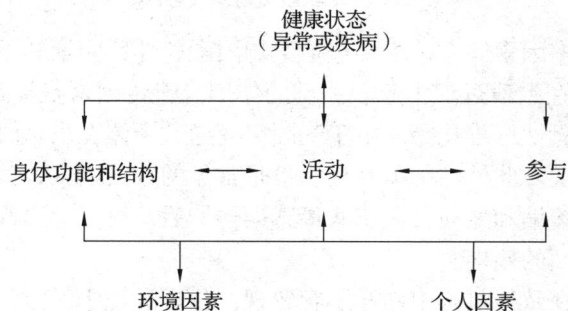

图 2-1　ICF 构成图

（1）身体功能和结构：①身体功能指身体系统的生理或心理功能，如运动、感知、认知、情绪调节等；②身体结构指身体的解剖部分，如器官、肢体及其组成部分（骨骼、肌肉、神经等）；③损伤指身体结构或功能上的显著异常、缺失或偏差，可能是暂时或永久的。

（2）活动和参与：①活动指个体独立执行任务或行为的能力，如行走、穿衣、交流等；②参与指个体实际融入社会生活的情况，如就业、社交、教育等；③活动受限与参与局限指功能障碍导致的能力或社会融入障碍。

（3）情景性因素：①环境因素包括自然环境、社会环境、家庭和社会支持等；②个人因素包括年龄、性别、教育背景、心理特征等个体特征。

（二）我国残疾分类

我国《残疾人残疾分类和分级》国家标准（GB/T 26341—2010）将残疾分为七类：视力残疾、听力残疾、言语残疾、肢体残疾、智力残疾、精神残疾和多重残疾。其中视力、听力、言语、肢体、智力、精神六类残疾根据严重程度分为4级（一级为极重度，四级为轻度），多重残疾根据个体情况综合确定，不单独设立分级。

1. 视力残疾　视力残疾是指由于各种原因导致双眼视力低下并且不能矫正或双眼视野缩小，以致影响日常生活和社会参与。视力残疾包括盲及低视力，以最佳矫正视力和视野半径作为评定依据。均指双眼而言，若双眼视力不同，则以矫正后视力较好的一眼为准。

（1）视力残疾一级（一级盲）：无光感～视力＜ 0.02，或视野半径＜ 5°。

（2）视力残疾二级（二级盲）：视力 0.02 ～ 0.05，或视野半径＜ 10°。

（3）视力残疾三级（一级低视力）：视力 0.05 ～ 0.1。

（4）视力残疾四级（二级低视力）：视力 0.1 ～ 0.3。

2. 听力残疾　听力残疾是指由于各种原因导致双耳听力丧失或听觉障碍，从而听不到或听不清周围环境声音，以致影响日常生活和社会参与。听力障碍者，以较好一侧为准，按语言频率平均听力（500Hz、1000Hz、2000Hz，听力的平均值）损失程度分为四级。

（1）听力残疾一级：较好耳平均听力损失≥ 90dB HL，无助听设备帮助下，不能依靠听觉进行言语交流，在理解和交流等活动上极度受限，在参与社会生活方面存在极严重障碍。

（2）听力残疾二级：听觉系统的结构和功能重度损伤，较好耳平均听力损失为 81 ～ 90dB HL，无助听设备帮助下，在理解和交流等活动上重度受限，在参与社会生活方面存在严重障碍。

（3）听力残疾三级：听觉系统的结构和功能中重度损伤，较好耳平均听力损失为 61 ～ 80dB HL，无助听设备帮助下，在理解和交流等活动上中度受限，在参与社会生活方面存在中度障碍。

（4）听力残疾四级：听觉系统的结构和功能中度损伤，较好耳平均听力损失为 41 ～ 60dB HL，无助听设备帮助下，在理解和交流等活动上轻度受限，在参与社会生活方面存在轻度障碍。

3. 言语残疾　言语残疾是指由于各种原因导致的不同程度的言语障碍（经治疗 1 年以上不愈或病程超过 2 年者），不能或难以进行正常的言语交流活动（3 岁以下不定残）。言语残疾分为以下四级。

（1）言语残疾一级：无任何言语功能或语音清晰度≤ 10%，不能进行任何言语交流。

（2）言语残疾二级：具有一定的发声及言语能力。语音清晰度为 11% ～ 25%。

（3）言语残疾三级：可以进行部分言语交流。语音清晰度为 26% ～ 45%。

（4）言语残疾四级：能进行简单会话，但用较长句或长篇表达困难。语音清晰度为 46% ～ 65%。

4. 智力残疾　智力显著低于一般人水平，并伴有不同程度的适应行为障碍。

（1）极重度：不能与人交流、不能自理、不能参与任何活动、身体移动能力很差；需要环境提供全面的支持，全部生活由他人照料。

（2）重度：与人交往能力差、生活方面很难达到自理、运动能力发展较差；需要环境提供广泛的支持，大部分生活由他人照料。

（3）中度：能以简单的方式与人交流，生活能部分自理，能做简单的家务劳动，能参与一些简单的社会活动；需要环境提供有限的支持，部分生活由他人照料。

（4）轻度：能生活自理，能承担一般的家务劳动或工作，对周围环境有较好的辨别能力，能与人交流和交往，能比较正常地参与社会活动；需要环境提供间歇的支持，一般情况下生活不需要由他人照料。

5. 肢体残疾　人体运动系统的结构、功能损伤而导致人体运动功能不同程度地丧失以及活动受限或参与的局限。

（1）肢体残疾一级：此级者不能独立实现日常生活活动，并具备下列状况之一。

1）四肢瘫：四肢运动功能重度丧失。

2）截瘫：双下肢运动功能完全丧失。

3）偏瘫：一侧肢体运动功能完全丧失。

4）单全上肢和双小腿缺失。

5）单全下肢和双前臂缺失。

6）双上臂和单大腿（或单小腿）缺失。

7）双全上肢或双全下肢缺失。

8）四肢在手指掌指关节（含）和足跗跖关节（含）以上不同部位缺失。

9）双上肢功能极重度障碍或三肢功能重度障碍。

（2）肢体残疾二级：此级者基本上不能独立实现日常生活活动，并具备下列状况之一。

1）偏瘫或截瘫，残肢保留少许功能（不能独立行走）。

2）双上臂或双前臂缺失。

3）双大腿缺失。

4）单全上肢和单大腿缺失。

5）单全下肢和单上臂缺失。

6）三肢在手指掌指关节（含）和足跗跖关节（含）以上不同部位缺失（一级中的情况除外）。

7）二肢功能重度障碍或三肢功能中度障碍。

（3）肢体残疾三级：此级者能部分独立实现日常生活活动，并具备下列状况之一。

1）双小腿缺失。

2）单前臂及其以上缺失。

3）单大腿及其以上缺失。

4）双手拇指或双手拇指以外其他手指全缺失。

5）二肢在手指掌指关节（含）和足跗跖关节（含）以上不同部位缺失（二级中的情况除外）。

6）一肢功能重度障碍或二肢功能中度障碍。

（4）肢体残疾四级：此级者基本上能独立实现日常生活活动，并具备下列状况之一。

1）单小腿缺失。

2）双下肢不等长，差距 ≥ 5cm。

3）脊柱强（僵）直。

4）脊柱畸形，驼背畸形（后凸）> 70° 或侧凸 > 45°。

5）单手拇指以外其他四指全缺失。

6）单侧拇指全缺失。

7）单足跗跖关节以上缺失。

8）双足趾完全缺失或失去功能。

9）侏儒症（身高不超过 130cm 的成年人）。

10）一肢功能中度障碍或两肢功能轻度障碍。

11）类似上述的其他肢体功能障碍。

6. 精神病残疾　精神病患者病情持续 1 年以上未痊愈，从而影响其社交能力和在家庭、社会应尽职能上出现不同程度的紊乱和障碍。

（1）精神残疾一级：WHO-DAS（WHO 残疾评定量表）值 ≥ 116 分，适应行为严重障碍；生活完全不能自理，不与人交往，无法从事工作，不能学习新事物。生活长期、全部需他人监护。

（2）精神残疾二级：WHO-DAS 值为 106 ～ 115 分，适应行为重度障碍；生活大部分不能自理，基本不与人交往，监护下能从事简单劳动。能表达自己的基本需求，偶尔被动参与社交活动；大部分生活仍需他人照料。

（3）精神残疾三级：WHO-DAS 值为 96 ～ 105 分，适应行为中度障碍；生活上不能完全自理，可以与人进行简单交流，能表达自己的情感。能独立从事简单劳动，能学习新事物，部分生活需由他人照料。

（4）精神残疾四级：WHO-DAS 值为 52 ～ 95 分，适应行为轻度障碍；生活上基本自理，但自理能力比一般人差。能与人交往，能表达自己的情感，能从事一般的工作，学习新事物的能力比一般人稍差；一般情况下生活不需要他人照料。

7. 多重残疾　是指不同类别的残疾在同一个体同时存在，多重残疾分级按所属残疾中最重类别残疾分级标准进行分级。

残疾评定的准确性和可靠性对于保障残疾人的权益至关重要。准确的评定结果能够确保残疾人获得合适的康复服务、教育支持、就业安置和社会福利。如在教育领域，根据残疾评定结果，学校可以为残疾学生提供个性化的教育计划和特殊教育设施；在就业方面，企业可以依据评定结果为残疾员工安排适宜的工作岗位，并提供必要的工作辅助设备和支持。

考点与重点　残疾的国际和中国分类

四、残疾相关政策法规

在政策法规层面，我国构建了全方位保障残疾人权益体系。《中华人民共和国残疾人保障法》作为核心法规，明确残疾人在康复、教育、就业、文化生活、社会保障等领域的平等权利，规定了政府、社会、家庭的责任和义务，如政府应将残疾人事业纳入国民经济和社会发展规划，保障经费投入；社会应营造无障碍环境、消除歧视；家庭应关爱、扶养残疾人。《残疾预防和残疾人康复条例》细化残疾预防与康复工作，要求建立健全出生缺陷预防、疾病防控、工伤交通事故预防机制，规范康复机构建设、服务标准，强化人才培养、资金保障。目前全国政策法规落地实施成效斐然。《残疾人就业条例》保障残疾人受教育的权利，发展残疾人教育事业，促进残疾人就业，保障残疾人的劳动权利。政府各部委也发布许多相关文件，推动我国残疾人康复事业的发展，《方便残疾人使用的城市道路和建筑物设计规范》《无障碍环境建设条例》确定建筑物内外部的无障碍设计要求，包括坡道、交通信号、触感材料使用的规定，电梯、走廊、厕所、盥洗等便于残疾人使用的要求。

第二节　运动学基础

人体运动学是研究人体在空间和时间中的运动规律及其力学原理的学科。它涵盖了从基本运动形式到复杂运动行为的各个层面，旨在揭示人体运动的本质和机制，为体育训练、康复治疗等众多领域提供理论依据。

人体运动学的研究内容主要包括人体运动的描述、分析和解释。在运动描述方面，运用解剖学和物理学的知识，通过测量和记录人体关节角度、位移、速度、加速度等参数，精确刻画人体在不同运动状态下的位置和姿态变化。运动分析则是在运动描述的基础上，进一步探讨人体运动的力学原理和能量代谢过程。例如研究人体在运动过程中所受到的外力与内力及其相互作用对运动轨迹和状态的影响。

人体运动学与解剖学、生理学、生物力学等密切相关。解剖学为人体运动学提供了人体结构的基础知识，只有深入了解人体骨骼、关节、肌肉等解剖结构，才能准确地描述和分析人体运动。生理学则研究人体在运动过程中的生理功能变化，如心血管系统、呼吸系统和神经系统的反应，这些生理过程与人体运动的能量代谢、运动控制和疲劳恢复等密切相关。生物力学则侧重于研究人体运动的力学原理，将力学知识应用于人体运动的分析和解释，与人体运动学在研究内容上有很高的重叠度和互补性。

一、运动生物力学原理

运动生物力学原理是人体运动学的核心内容之一，它主要研究人体在运动过程中所遵循的力学规律以及力学因素对人体运动的影响。这些原理在体育训练、康复治疗、运动损伤预防等领域具有重要的应用价值。

人体运动中的力学原理主要涉及牛顿力学定律的应用。牛顿第一定律表明，不受外力时物体保持静止或匀速直线运动；人体平衡时外力之和为零，运动则需肌肉发力克服惯性。牛顿第二定律是 $F=ma$，人体运动中肌肉收缩力使身体各部分产生加速度，实现运动改变，如短跑起跑。牛顿第三定律指出作用力与反作用力大小相等、方向相反，像走路时脚蹬地，地面的反作用力推动身体前行。

杠杆原理在人体运动中也有广泛应用。人体的骨骼可以看作杠杆，关节是支点，肌肉收缩产生的力是动力，而身体的重力或外部阻力则是阻力。根据杠杆的类型（省力杠杆、费力杠杆和等臂杠杆），肌肉在不同的运动中需要付出不同的力量。例如，在抬起手臂时，肱二头肌收缩，此时手臂是一个费力杠杆，肱二头肌需要付出较大的力量才能克服手臂的重力。在踮起脚尖时，小腿肌肉收缩，此时人体是一个省力杠杆，小腿肌肉用相对较小的力量就可以抬起身体。

在分析人体运动时，还需要考虑关节的运动力学原理。关节是人体运动的枢纽，它的运动形式包括屈伸、旋转、外展内收等。关节的运动受到关节面的形状、关节囊和韧带的限制以及肌肉的控制。例如，膝关节主要进行屈伸运动，在运动过程中，半月板起到缓冲和稳定的作用，前交叉韧带和后交叉韧带防止胫骨前后移位，侧副韧带限制胫骨的内外翻。当膝关节受到外力冲击时，如果超出了这些结构的承受能力，就容易发生损伤。

二、运动与心肺功能

运动与心肺功能之间存在着密切的相互关系。心肺功能是指心脏和肺脏在维持人体生命活动和运动过程中所发挥的功能，包括心脏的泵血功能、肺脏的通气和换气功能以及血液的运输功能等。运动对心肺功能具有显著的改善作用，而良好的心肺功能又为运动提供了必要的支持和保障。

在运动过程中，人体的需氧量会随着运动强度的增加而增加。为了满足身体对氧气的需求，心肺系统需要做出一系列的适应性调整。

首先，心脏的泵血功能会增强。心脏通过加快心率和增加每搏输出量来提高心输出量，从而将更多的氧气和营养物质输送到运动的肌肉组织中。在安静状态下，成年人的心率一般为每分钟 60～100 次，而在剧烈运动时，心率可以达到每分钟 180 次以上。同时每搏输出量也会从安静时的 60～80mL 增加到运动时的 100～120mL 甚至更高。这种心脏泵血功能的增强是通过交感神经兴奋、心肌收缩力增强以及心脏的异长调节和等长调节等机制实现的。

其次，肺脏的通气功能也会在运动中发生明显变化。呼吸频率会加快，从安静时的每分钟 12～18 次增加到运动时的每分钟 30～40 次甚至更高，同时潮气量也会显著增加。通过呼吸频率和潮气量的增加，肺通气量得以大幅提高，从而保证了氧气的摄入和二氧化碳的排出。此外，肺的换气功能也会增强，使得氧气能够更有效地从肺泡进入血液，二氧化碳从血液排出到肺泡。

长期坚持规律运动可以对心肺功能产生积极的适应性改变。经常进行有氧运动的人，其心脏的心肌纤维会增粗，心脏的收缩力和舒张功能都会得到增强，心脏的每搏输出量在安静状态下也会有所增加，这意味着心脏的工作效率提高了。同时，肺的通气和换气功能也会得到改善，表现为肺活量增加、呼吸肌力量增强等。

心肺功能的评估对于了解个体的健康状况和运动能力至关重要。常用的心肺功能评估方法包括心肺运动试验（CPET）、最大摄氧量（VO$_2$max）测试等。心肺运动试验是一种综合评估心肺功能的方法，它通过让受试者在运动过程中逐渐增加运动强度，同时监测心电图、血压、呼吸频率、潮气量、氧饱和度等多项生理指标，来评估心肺系统在运动中的整体功能状态。最大摄氧量则是指人体在进行最大强度运动时，每分钟所能摄取的最大氧气量，它是反映心肺功能和有氧运动能力的重要指标。一般来说，最大摄氧量越高，说明个体的心肺功能和有氧运动能力越强。

在运动训练中，根据心肺功能的评估结果可以制订个性化的训练计划。对于心肺功能较差的人，应选择低强度、长时间的有氧运动，如步行、慢跑、游泳等，逐渐提高心肺功能。而对于心肺功能较好的人，则可以适当增加运动强度和运动时间，进行高强度间歇训练等，进一步提升心肺功能和运动能力。

三、骨、关节和肌肉运动学

骨、关节和肌肉是人体运动系统的重要组成部分，它们在人体运动中协同作用，共同完成各种运动任务。了解骨、关节和肌肉的运动学原理对于运动训练、康复治疗以及预防运动损伤等方面具有重要意义。

骨骼是人体运动的杠杆，它为肌肉提供附着点，并在运动中起到支撑和传导力量的作用。人体的骨骼具有不同的形态和结构，适应于各种不同的运动功能。长骨如股骨、肱骨等，主要负责承受较大的压力和拉力，在肢体的运动中起到重要的杠杆作用。短骨如腕骨、跗骨等，主要分布在承受压力较大且运动较复杂的部位，如手腕和脚踝，它们能够增加关节的稳定性和灵活性。扁骨如颅骨、肩胛骨等，主要起到保护内脏器官和提供肌肉附着面的作用。不规则骨如椎骨等，其独特的形状适应于特殊的功能，如保护脊髓和支持身体的重量。

关节是骨与骨之间的连接部位，它允许骨之间进行相对运动，是人体运动的枢纽。根据关节的运动形式和结构特点，可分为多种类型，如球窝关节、铰链关节、鞍状关节等。球窝关节如肩关节和髋关节，具有三个相互垂直的运动轴，能够进行屈伸、外展内收、旋内旋外等多种运动，运动范围较大，但稳定性相对较差。铰链关节如膝关节和肘关节，主要进行屈伸运动，其结构相对简单，稳定性较好。鞍状关节如拇指腕掌关节，能够进行屈伸、外展内收和对掌等运动，在手部的精细动作中发挥重要作用。

肌肉是人体运动的动力源，通过收缩产生力量，拉动骨骼绕关节运动。肌肉根据其功能和形态可分为不同的类型，如骨骼肌、平滑肌和心肌。在人体运动学中，主要研究骨骼肌的运动。骨骼肌由肌腹和肌腱组成，肌腹是肌肉的收缩部分，由大量的肌纤维组成，肌腱则将肌肉连接到骨骼上。肌肉的收缩方式主要有等长收缩和等张收缩。等长收缩是指肌肉在收缩时长度不变，但张力增加，如在维持身体姿势时，许多肌肉处于等长收缩状态。等张收缩是指肌肉在收缩时张力不变，但长度发生变化，如在进行肢体运动时，肌肉的收缩通常是等张收缩。肌肉的收缩力量取决于肌肉的横截面积、肌纤维类型和神经支配等因素。一般来说，肌肉的横截面面积越大，收缩力量越强；快缩肌纤维比例较高的肌肉，收缩速度快、力量大，但容易疲劳；慢缩肌纤维比例较高的肌肉，收缩速度慢、力量相对较小，但耐力较好。

在人体运动过程中，骨、关节和肌肉之间密切配合。如在进行屈肘动作时，肱二头肌收缩，肱三头肌舒张，通过肌腱拉动桡骨绕肘关节做屈肘运动。此时，肘关节作为支点，肱二头肌的收缩力是动力，前臂的重力是阻力，符合杠杆原理。在行走过程中，下肢的骨骼、关节和肌肉协同工作，髋关节、膝关节和踝关节依次进行屈伸运动，同时大腿和小腿的肌肉有节奏地收缩和舒张，推动身体向前移动，其中，髋关节的外展内收和旋内旋外运动也参与了身体的平衡和转向控制。

四、制动对机体的影响

制动是指人体局部或全身的活动受到限制或停止的状态，在临床上常见于骨折固定、手术后卧床休息等情况。虽然制动在某些情况下是必要的治疗手段，但长时间的制动会对机体产生一系列的不良影响。

制动对肌肉的影响较为显著。首先，肌肉会出现失用性萎缩，这是由于肌肉长时间不活动，导致肌纤维横截面面积减小。研究表明，制动 1 周后，肌肉力量可下降 10% ～ 15%，制动 2 ～ 3 周后，肌肉力量可下降 20% ～ 30%，随着制动时间的延长，肌肉萎缩会更加严重。其次，肌肉的代谢功能也会发生改变，肌肉中的线粒体数量减少，氧化酶活性降低，导致肌肉的能量代谢能力下降。此外，肌肉的收缩特性也会改变，如肌肉的最大收缩力和收缩速度都会降低，肌肉的弹性和柔韧性也会变差。

制动对骨骼的影响同样不容忽视。长期制动会导致骨密度降低，这是因为骨骼在缺乏应力刺激的情况下，骨吸收大于骨形成。骨密度的降低会使骨骼变得脆弱，增加骨折的风险。研究发现，制动 2 周后，骨密度可下降 1% ～ 3%，制动时间越长，骨密度下降越明显。同时，骨骼的结构也会发生改变，如骨小梁的排列会变得紊乱，皮质骨会变薄。

制动还会对关节产生不良影响。关节活动减少会导致关节软骨的营养供应不足，因为关节软骨的营养主要来源于关节液的循环，而关节活动有助于促进关节液的流动。长期制动会使关节软骨逐渐退变，出现软骨变薄、表面粗糙等现象，进而增加关节炎的发病风险。此外，关节囊和韧带会因为长时间处于松弛状态而挛缩，导致关节活动范围受限，当解除制动后，患者在进行关节活动时会感到疼痛和困难。

心血管系统在制动过程中也会受到影响。由于身体活动减少，心血管系统的负荷降低，心脏的泵血功能会逐渐减弱，表现为每搏输出量降低、心排血量减少等。同时，血液的流动速度会减慢，容易导致血液淤积在下肢等部位，增加静脉血栓形成的风险。长期制动还可能引起血压调节异常，导致直立性低血压等问题，患者在突然改变体位时会出现头晕、心慌等症状。

呼吸系统在制动期间也会发生变化。由于胸廓活动受限，呼吸肌的运动减少，导致肺通气量减少，气体交换效率降低。患者可能会出现呼吸浅快、肺活量下降等情况，长期下去还可能导致肺部感染等并发症。

为了减轻制动对机体的不良影响，在临床实践中通常会采取一些相应的措施。例如，在制动期间，患者可以进行适当的等长收缩训练，以维持肌肉的力量和代谢功能；在病情允许的情况下，可以进行早期的康复活动，如关节的被动活动和主动活动，促进关节软骨的营养供应和关节功能的恢复；对于长期卧床的患者，可以使用气压治疗等设备预防静脉血栓形成；同时，要注意患者的呼吸功能训练，鼓励患者进行深呼吸和咳嗽练习，预防肺部感染。

第三节　人体发育学基础

人体发育学是一门研究人体从受精卵开始到出生后直至衰老整个生命过程中形态、功能、心理和社会行为等方面发展变化规律的学科。它融合了生物学、心理学、社会学等多学科的知识和方法，旨在揭示人体在不同发育阶段的特点和需求，为儿童保健、教育、康复治疗以及老年护理等领域提供理论基础和实践指导。

人体发育学的研究内容涵盖了多个层面。在生理发育方面，包括身体各系统（如神经系统、心血管系统、呼吸系统、消化系统、生殖系统等）的生长发育过程。心理发育也是人体发育学的重要研究领域。它包括认知发展、情感发展、个性发展和社会行为发展等方面。社会行为发展主要研究个体在社会环境中的互动和适应能力的发展。

人体发育学与其他学科有着密切的联系。它与儿科学、妇产科学、康复医学、心理学、教育学等学科相互交叉和渗透。儿科学和妇产科学为人体发育学提供了胎儿和儿童早期发育的临床资料和研究基础；康复医学在人体发育学的指导下，为发育障碍的儿童和成人提供康复治疗；心理学和教育学则与人体发育学共同探讨心理和社会行为发展的规律，为教育教学和心理辅导提供理论支持。

一、胎儿期至婴儿期发育

胎儿期是人体发育的重要阶段，从受精卵形成开始到胎儿出生为止，大约持续 40 周。在这一时期，胎儿的身体结构和功能经历了快速而复杂的发育过程。

怀孕的前 8 周为胚胎期，此时受精卵经过不断地分裂和分化，从第 9 周开始进入胎儿期，胎儿的身体各部分继续生长和分化。

婴儿期是指从出生到 1 岁的时期，这是婴儿身体和心理快速发展的阶段。在身体发育方面，婴儿出生后的第 1 年身高和体重增长迅速。出生时，婴儿的平均身高约为 50cm，体重约为 3kg，到了 1 岁时，身高可达到 75cm 左右，体重可达到 10kg 左右。

在运动发展方面，婴儿在出生后的几个月内就开始出现一些本能的运动反应，如吸吮、吞咽、握持等。随着月龄的增加，婴儿的运动能力逐渐发展。在 2～3 月龄时，婴儿可以抬头；4～5 月龄时，婴儿能够翻身；6～7 月龄时，婴儿会坐；8～9 月龄时，婴儿开始爬行；10～11 月龄时，婴儿能够站立；1 岁左右，婴儿可以行走。这些运动能力的发展是一个循序渐进的过程，需要婴儿不断地练习和探索。

在心理发展方面，婴儿出生后就开始与外界进行情感交流。在 2～3 月龄时，婴儿会出现社会性微笑，对熟悉的面孔和声音会表现出愉悦的反应；4～5 月龄时，婴儿开始认生，对陌生人会表现出恐惧或不安；6～7 月龄时，婴儿能够理解一些简单的语言和手势，开始用声音和动作来表达自己的需求；8～9 月龄时，婴儿的记忆力开始发展，能够记住一些常见的人和事物；10～11 月龄时，婴儿会模仿成人的一些简单动作；1 岁左右，婴儿开始说出一些简单的词语，如"爸爸""妈妈"等，这标志着婴儿语言能力的初步发展。

婴儿期的发育受到多种因素的影响，包括遗传、营养、环境和早期教育等。良好的营养是婴儿身体发育的重要保障，母乳喂养是婴儿的最佳喂养方式，因为母乳中含有丰富的营养物质和免疫球蛋白，有助于婴儿的生长发育和免疫力的提高。适宜的环境对于婴儿的心理发展也非常重要，父母应该为婴儿提供一个安全、温暖、充满爱的环境，鼓励婴儿进行探索和学习。早期教育可以促进婴儿的认知和语言发展，父母可以通过与婴儿进行互动、阅读绘本、玩玩具等方式来刺激婴儿的大脑发育。

二、儿童期发育

儿童期一般指从 1 岁到 12 岁的时期，这是儿童身体、认知、情感和社会能力全面发展的阶段。

在身体发育方面，儿童在这一时期身高和体重持续稳定增长，但增长速度相较于婴儿期有所减缓。1～3 岁期间，儿童每年身高增长 10～12cm，体重增长 2～3kg；3～6 岁时，每年身高增长 6～8cm，体重增长约 2kg；6～12 岁，每年身高增长 4～6 厘米，体重增长 2～3kg。

在认知发展方面，儿童的思维能力在这一时期不断提升。在幼儿期（1～3 岁），儿童开始以自我为中心的思维方式逐渐向更具逻辑性的思维转变。在学龄前期（3～6 岁），儿童能够理解数量、空间等具体概念，并且可以进行简单的分类、排序和比较等操作。进入学龄期（6～12 岁），儿童能够进行较为复杂的数学运算和逻辑推理，开始学习系统的知识，并且能够运用所学知识解决实际问题。

情感发展上，儿童在 1～3 岁时，情感逐渐丰富和稳定，开始表现出对亲人的依恋和对陌生人的警惕。在 3～6 岁，儿童的自尊心和自信心开始发展，他们渴望得到他人的认可和赞扬，对于失败可能会感到沮丧；同时，他们也开始学会控制自己的情绪。在 6～12 岁，儿童的情感更加复杂和深刻，他们会因为友谊的建立和破裂而产生强烈的情感波动，对集体荣誉感和责任感也有了一定的认识。

社会能力发展方面，1～3 岁的儿童开始与同龄人进行简单的互动，但互动方式还比较单一，主要是平行游戏，各自玩各自的玩具，偶尔会有简单的交流。在 3～6 岁，儿童的社交能力逐渐增强，开始进行合作游戏。在 6～12 岁，儿童的社会交往范围进一步扩大到学校和社区，逐渐形成自己的社会角色和价值观。

儿童期的发育同样受到多种因素的影响。家庭环境是至关重要的因素之一，父母的教育方式、家庭氛围和亲子关系都会对儿童的发展产生深远影响。积极的教育方式有助于儿童的身心健康发展；而过度溺爱或严厉的教育方式可能会导致儿童出现行为问题或心理障碍。学校教育也是关键因素，优质的学校教育能够为儿童提供系统的知识学习和丰富的社交活动，促进儿童的全面发展。此外，社会文化环境也会在一定程度上影响儿童的发展，如不同地区的文化传统和社会价值观会塑造儿童不同的行为习惯和思维方式。

三、青春期发育

青春期是儿童逐渐发育成为成年人的过渡时期，一般女孩从 10 ～ 12 岁开始，男孩从 12 ～ 14 岁开始，持续时间为 5 ～ 6 年。这一时期是人体生长发育的第二个高峰期，身体和心理都会发生巨大的变化。

在身体发育方面，青春期最显著的特征是第二性征的出现和性器官的快速发育。女孩在青春期初期，乳房开始发育，通常在 9 ～ 10 岁左右乳头开始隆起，随后乳房逐渐增大。同时，女孩的骨盆变宽，臀部脂肪增多，身体线条逐渐显现出女性特征。月经初潮是女孩青春期的重要标志之一，一般在 12 ～ 14 岁出现，但个体差异较大。男孩在青春期，睾丸和阴茎开始增大，一般在 10 ～ 12 岁开始出现阴毛，随后逐渐出现胡须、腋毛等。男孩的声音会变得低沉，喉结突出，肌肉力量快速增强，体型也逐渐变得高大健壮。

在身高和体重方面，青春期的青少年身高和体重会出现迅猛增长。在这一时期，身高每年可增加 6 ～ 8cm 甚至更多，体重每年可增长 4 ～ 6kg。骨骼的生长速度加快，尤其是长骨的生长，使得青少年的身高迅速蹿升。

在心理发展方面，青春期青少年的自我意识迅速增强。同时他们的情绪波动较大，容易出现焦虑、抑郁、叛逆等情绪问题。在认知发展上，青少年的抽象逻辑思维能力进一步发展，能够进行更复杂的假设、演绎推理和辩证思维，对知识的渴望更加强烈，并且能够独立思考和探索。

青春期的发育受到遗传、营养、环境和内分泌等多种因素的影响。良好的营养对于青春期的身体发育至关重要，充足的蛋白质、钙、铁等营养素能够保证骨骼、肌肉和性器官的正常发育。适当的体育锻炼可以促进身体的生长和肌肉的发育，增强心肺功能。健康的社会环境和家庭氛围有助于青少年的心理和社会能力的发展，如父母的理解和支持、学校的心理健康教育等都能够帮助青少年顺利度过青春期。

四、成年期与老年期

成年期是个体在生理和心理上达到成熟的阶段，一般从 18 岁开始，持续到 60 岁左右。在身体方面，成年早期（18 ～ 35 岁）是身体功能的黄金时期，身体各项指标处于最佳状态。成年中期（35 ～ 50 岁）和成年后期（50 ～ 60 岁）身体会逐渐出现一些衰老的迹象。在心理方面，成年期个体的认知能力在一定程度上保持稳定，但随着年龄的增长，处理信息的速度可能会逐渐变慢。

老年期通常从 60 岁开始，是人体走向衰老的加速阶段。在身体方面，老年人的身体功能进一步衰退，身体各系统的功能都出现明显的下降。在心理方面，老年人可能会面临孤独、抑郁等心理问题。随着社会角色的转变和社交圈子的缩小，他们可能会感到自己被社会边缘化，缺乏生活的意义和价值。然而，也有一些老年人能够积极面对衰老，通过参加社交活动、学习新事物、培养兴趣爱好等方式保持良好的心理状态，实现健康老龄化。

为了应对成年期和老年期的身体和心理变化，健康的生活方式至关重要。在成年期就应该养成良好的运动习惯、合理的饮食结构和规律的作息时间，定期进行体检，预防慢性疾病的发生。对于老年人，除保持健康的生活方式外，还需要家人和社会的关爱与支持，提供适宜的生活环境和医疗保障，鼓励他们积极参与社会活动，提高生活质量，安度晚年。

医者仁心

"老青互助"时间银行实践

《中共中央国务院关于加强新时代老龄工作的意见》指出，鼓励老年人继续发挥作用。《意见》提出把老有所为同老有所养结合起来，完善就业、志愿服务、社区治理等政策措施，充分发挥低龄老年人作用。2023 年，杭州市上城区小营街道推出"时间银行"互助养老项目。72 岁的退休教师王老师通过教社区青少年书法积累服务时长，在她股骨头手术后，用储存的 120 小时兑换了大学生志愿者提供的送餐、陪诊服务。此为政府主导、社区运作的"代际反哺"典范，一代帮一代、低龄帮高龄，服务换取服务、助人即是自助，是社会温度的直接体现。

总之，人体发育学从胎儿期到老年期的研究揭示了人体在整个生命历程中的发展规律，这些规律对于我们理解个体的成长过程、预防和治疗发育相关疾病以及促进各个年龄段人群的健康发展都具有重要的指导意义。无论是在医疗、教育还是社会福利等领域，都需要充分考虑人体发育的特点，制定相应的政策和措施，以保障人们在不同生命阶段的健康和幸福。

第四节　神经学基础

一、神经系统的组成

案例

患者，男，65 岁，退休司机，因"突发右侧肢体活动不灵，言语不利 2 小时"被送医。查体：右侧鼻唇沟变浅，口角左偏，伸舌偏右，右侧肢体感麻木，右侧巴宾斯基征（＋）。脑部 CT 显示，左侧大脑中动脉供血区有梗死灶。临床诊断：急性脑梗死（左侧）。

问题： 1. 该患者的言语和肢体运动障碍可以康复吗？
　　　　 2. 中枢神经损伤的修复机制？

神经系统按其位置和功能的不同，分为中枢神经系统和周围神经系统。神经系统主要由神经组织组成。神经组织由神经元，即神经细胞和神经胶质细胞组成。在康复医学中，对神经系统的深入了解是制订有效治疗方案的基础。

（一）神经元

神经元（neuron）主要由细胞体、树突和轴突组成（图 2-2）。细胞体包含细胞核等结构，是神经元的代谢和营养中心。树突是从细胞体发出的树枝状分支，它的主要功能是接收其他神经元传来的信号，能增加神经元接受刺激的表面积。轴突是神经元的长突起，它可以把细胞体产生的神经冲动传递到其他神经元或效应器，其外面常包裹着髓鞘，起到绝缘和加快神经冲动传导速度的作用。这些结构相互配合，让神经元能够有效地处理和传递信息。

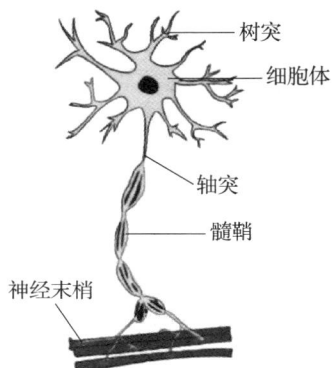

图 2-2　运动神经元模式

（二）神经系统

神经系统主要由中枢神经系统（CNS）和周围神经系统（PNS）两大部分组成。

1. 中枢神经系统（CNS） 中枢神经系统包括脑和脊髓。大脑是神经系统的最高级部分，脑又分为端脑、间脑、脑干、小脑四部分。其中自上而下的中脑、脑桥和延髓组成脑干。丘脑和丘脑下部组成间脑。大脑分为左半球和右半球，每半球又分为额叶、顶叶、颞叶和枕叶等区域，每个区域具有特定的功能。脑脊液存在于脑室系统及蛛网膜下腔，由脑室脉络丛产生，经室间孔等流动，它对脑和脊髓起缓冲、保护和营养等作用。脊髓在枕骨大孔处续于延髓，主要负责传递信息和执行反射动作。脊髓神经与身体的各个部分连接，从而实现感受和运动的协调。

2. 周围神经系统（PNS） 周围神经系统包括脑神经、脊神经和自主神经。脑神经有 12 对，主要支配头面部器官的感觉和运动；脊神经有 31 对，负责躯干和四肢的感觉和运动；自主神经包括交感神经和副交感神经，调节内脏器官等活动。

二、神经系统的主要功能

神经系统具有多种功能，主要包括感知、运动、调节和记忆功能。

1. 感知功能 神经系统通过感受器接受外界的刺激，将这些刺激信息传递给中枢神经系统。感觉器官主要包括眼、耳、鼻、舌和皮肤等，它们能够感知外界的光、声、气味、味道以及触觉等刺激，然后将这些刺激信息通过神经元传递给中枢神经系统，使人体产生相应的感觉。

2. 运动功能 神经系统能够通过神经元将指令传递给肌肉，使肌肉产生相应的运动。大脑皮质的躯体运动中枢主要位于中央前回，中枢神经系统通过神经元将指令传递给运动神经元，激活肌肉的收缩，从而使人体产生各种运动。

3. 调节功能 神经系统能够控制并协调人体各器官的活动，使其能够适应外界环境的变化。中枢神经系统通过神经元传递指令，调控人体各器官的活动，以维持人体内部环境的稳定状态。

4. 记忆功能 神经系统能够通过神经元将重要的信息存储并加以回放。中枢神经系统能够对接收到的信息进行加工和分析，将重要的信息存储于大脑的长期记忆中，使人体能够随时回忆起这些信息。

三、中枢神经再生

（一）脑的可塑性

神经系统具有可塑性。这意味着，大脑在整个生命进程中，能够依据内外环境的变化，对自身结构和功能进行动态调整与重塑。脑的可塑性主要体现在两个层面：结构可塑性与功能可塑性。结构可塑性是指大脑的神经细胞，即神经元，其形态、数量以及它们之间的连接方式能够发生改变。在学习新知识或技能时，神经元之间会形成新的突触连接，就像在城市中新建了许多道路，以加强不同区域之间的信息交流。而功能可塑性则是指大脑不同区域的功能分配并非一成不变。当某一区域受损时，其他区域能够部分或全部接管其功能，承担起原本不属于它们的工作。

大量的研究和实例有力地证实了脑可塑性的存在。以小提琴演奏者为例，他们的大脑中负责手指精细运动的区域明显比普通人更加发达。这是因为长期的演奏训练，促使大脑为了适应频繁且复杂的手指动作，对相关区域进行了功能强化与结构重塑。再如，一些因脑损伤导致语言功能受损的患者，通过坚持不懈的康复训练，大脑能够重新组织语言功能的神经通路，逐渐恢复部分语言能力。这表明，即便大脑遭受损伤，其仍具备强大的自我修复与功能重组的能力。

脑的可塑性，赋予大脑在内外环境改变时重塑自身结构与功能的能力，这一特性在康复治疗中意义重大，对康复治疗等领域产生了深远影响。在康复治疗方面，针对脑损伤患者，医生能够制订个性化的康复训练计划，借助反复的训练，引导大脑进行功能重塑，最大限度地帮助患者恢复身体功能。

第二章 康复医学基础理论 21

随着对脑可塑性研究的持续深入，我们有望在未来进一步挖掘大脑的潜能，为人类健康和发展开辟更为广阔的前景。无论是帮助脑损伤患者重获正常生活，还是提升人类的认知与学习能力，脑可塑性都将成为我们探索大脑奥秘、改善人类生活的有力武器。

（二）中枢神经再生

中枢神经再生是指中枢神经系统（脑和脊髓）在受损后，重新生长、修复并恢复部分功能的过程。正常情况下，中枢神经再生能力有限，因损伤后会形成抑制性微环境，阻碍轴突再生。但机体存在内源性修复机制，如特定区域神经干细胞被激活，能分化出新神经元和胶质细胞；一些神经营养因子也助力神经存活与生长。借助外源性干预，如细胞移植、基因治疗、康复训练等手段，也能促进中枢神经再生，尽可能恢复其受损功能。

1. 中枢神经再生的机制和限制 中枢神经系统的再生能力有限，主要原因包括神经元的内在属性和中枢神经系统存在众多轴突再生抑制分子。尽管成年哺乳动物的中枢神经系统不再具有显著的再生能力，但在一定的环境条件下，损伤的中枢神经元仍可以实现有限的再生。例如，中枢神经系统中主要通路被切断后，轴突在合适的环境中能再长出几厘米，并与合适的靶细胞形成突触。

2. 中枢神经再生的应用和前景 中枢神经再生的研究对于康复医学具有重要意义。通过促进中枢神经的再生，可以恢复受损神经的功能，从而改善患者的运动、感觉和认知功能。

四、周围神经再生

周围神经再生是指周围神经系统（包括除脑和脊髓以外的神经部分，如神经丛、神经干、神经末梢等）在受到损伤后，自身修复并重新恢复部分或全部功能的过程。当周围神经发生断裂、挤压、牵拉等损伤时，其远侧段会出现沃勒变性。这一过程中，轴突和髓鞘会发生崩解，但神经内膜管依然保留，为轴突再生提供通道。同时，近侧段的神经元会被激活，启动再生程序。神经元胞体肿胀，尼氏体溶解，以合成再生所需的物质，随后轴突从断端长出芽体。这些芽体在多种因素的引导下，如神经营养因子、细胞外基质成分、细胞黏附分子等，沿着原来的神经内膜管向远侧生长，最终到达原来的靶器官，重新建立神经支配，使得相应的感觉、运动或自主神经功能得以恢复。周围神经再生是一个复杂且有序的生物学过程，它为周围神经损伤后的功能修复提供了可能。与中枢神经再生相比，周围神经的再生能力更强。周围神经损伤后，轴突可以通过侧芽生长再支配的方式实现再生。

（一）周围神经再生的机制和过程

周围神经损伤后，受损的轴突会经历沃勒变性等病理过程，随后开始再生。轴突的再生是通过侧芽生长的方式实现的，即未受损的轴突会长出新的侧芽，与周围的神经末梢形成新的突触连接。这个过程需要一定的时间和条件，包括适宜的营养支持、神经生长因子和康复训练等。

（二）周围神经再生的应用和康复措施

周围神经再生的研究为康复医学提供了重要的治疗手段。通过药物、理疗和康复训练等措施，可以促进周围神经损伤后的再生和功能恢复。例如，微波、直流电和低频电等物理疗法可以刺激神经再生；关节活动度及肌力的主动训练等康复措施可以帮助恢复肌肉功能和运动能力。

（三）周围神经再生的挑战和前景

尽管周围神经的再生能力较强，但在某些情况下，再生过程可能会受到阻碍或失败。例如，轴突再生抑制分子的存在会抑制轴突的再生；神经损伤时间过长或程度过重也可能导致再生失败。因此，未来的研究需要探索更有效地促进周围神经再生的方法和措施，以进一步提高康复效果。

第五节　心理学基础

📋 **案例**

　　患者，女，25岁，职员，近半年来情绪低落。工作中，一点小失误就会极度自责；生活里，也总是莫名焦虑，对社交活动避之不及。心理咨询师发现，患者成长于严苛家庭，父母常过度批评。经评估，患者有中度抑郁倾向。

问题： 1. 结合患者症状，说说身心疾病的特点？
　　　　2. 该患者应如何进行心理康复？

　　心理学（psychology）是研究心理现象及其规律的科学，包括认知、情绪情感、意志过程及个性心理。康复心理学是心理学的一个分支，主要研究残疾人和患者在康复过程中的心理现象和规律，包括心理评估、心理干预等，通过心理学的方法和技术帮助他们克服身心障碍，以更好地适应生活、提高康复效果。心理学在康复医学中意义重大。首先，许多患者因伤病会产生焦虑、抑郁等情绪。心理学可以帮助医护人员理解患者的情绪，通过心理疏导减轻他们的负面情绪，提升患者康复的积极性。例如，对于截肢患者，心理干预能缓解他们对身体残缺的焦虑。其次，心理学有助于评估患者的心理状态，为制订个性化康复方案提供依据。对于有认知障碍的患者，可以设计针对性的认知康复训练。再次，心理因素也能影响康复效果。积极的心理暗示可以增强患者信心，让他们更好地配合物理治疗、作业治疗等康复手段，从而促进身体机能恢复，提高生活质量。最后，心理干预还能帮助患者建立正确的疾病认知，使他们以更健康的心态面对康复过程中的困难和挫折。

一、心　理　现　象

　　心理现象（mental phenomenon）是人们在认识世界、改造世界过程中心理活动的外在表现，它包括心理过程和人格两个方面。从日常的情绪起伏，到复杂的思维决策，这些现象背后隐藏着深刻的本质，它不仅关乎个体的认知与行为，更与人类的生存和发展紧密相连。

　　心理过程（mental process）作为心理学的核心概念，揭示了人类在认知世界、感受情绪及做出决策时的动态机制，主要包括认知、情绪情感和意志过程三个方面。

（一）认知过程

　　认知过程是我们探索世界的起点，涉及获取、存储、转换和运用知识的系列步骤。感觉和知觉率先登场，为我们打开感知世界的窗口。眼睛感知光线，让我们看到五彩斑斓的景象；耳朵捕捉声波，使我们聆听美妙的旋律。知觉则将这些零散的感觉信息整合，帮助我们识别出具体事物，例如看到一只猫，能立刻知道它是毛茸茸、会喵喵叫的动物。

　　记忆如同信息的仓库，把感知到的信息储存起来。从短时记忆对刚看过的电话号码的短暂留存，到长时记忆对童年趣事的长久铭记，它让我们能够积累经验。思维和想象进一步深化认知，思维让我们分析问题、解决难题，例如通过逻辑推理解开数学谜题；想象则能突破现实局限，例如作家构思出奇幻的小说情节。

（二）情绪情感过程

　　情绪情感过程为我们的生活增添丰富色彩。情绪是对外部刺激的即时反应，具有情境性和短暂性。

收到心仪礼物时,喜悦之情油然而生;遭遇挫折时,愤怒、沮丧等情绪涌上心头。情感则更为稳定持久,是对人或事物长期积累的态度体验,如对家人深沉的爱、对祖国炽热的情感。情绪情感不仅影响我们的内心感受,还对认知与行为产生深远影响。积极情绪能拓宽思维,激发创造力,让人在工作学习中更高效;消极情绪若长期持续,可能阻碍认知,影响身心健康。

(三)意志过程

意志过程体现人类的主观能动性,是我们自觉确定目标,并努力克服困难去实现目标的心理过程。例如当决定减肥时,需要凭借意志力抵制美食诱惑,坚持运动。这一过程中,目标的明确性至关重要,它像灯塔一样指引行动方向。同时,克服困难的过程考验着我们的决心和毅力。强大的意志能让人在困境中坚持不懈,最终达成目标;而意志薄弱者则可能轻易放弃。

认知、情绪情感和意志过程相互作用、彼此影响。认知为情绪情感和意志提供基础,我们对事物的认知决定了情绪反应和行为决策。例如,了解到某种蘑菇有毒,我们会对它产生恐惧情绪,并避免食用。情绪情感会影响认知效率和意志强度,积极情绪能促进认知,增强意志;消极情绪则可能干扰认知,削弱意志;意志又能调控认知和情绪情感,凭借意志力,我们能专注于学习,克服负面情绪的干扰。

二、心 理 特 点

(一)心理是脑的功能

脑是心理活动的物质基础。大脑的不同区域各司其职,共同协作完成复杂的心理过程。例如,枕叶负责视觉信息处理,当我们欣赏一幅美丽的画作时,枕叶迅速接收并解析画面中的色彩、形状等元素。颞叶与听觉息息相关,在聆听音乐时,颞叶让我们感知旋律、节奏,体会其中情感。而前额叶则在决策、计划等高级认知功能中发挥关键作用。临床研究发现,脑部损伤会导致相应心理功能异常。例如,额叶受损的患者可能出现性格改变,难以控制情绪,决策能力也大幅下降。这充分表明,健全的大脑是正常心理活动的前提,心理现象本质上是大脑生理活动的产物。

(二)心理是对客观现实的反映

心理体验是源于对客观现实的感知。我们通过感官与周围世界互动,将外界信息转化为心理体验。以颜色知觉为例,不同波长的光作用于视网膜,大脑将其解读为各种色彩。生活经历也深刻影响着心理。在战乱地区成长的孩子,由于长期目睹暴力冲突,对世界的认知充满不安与恐惧;而在和平温馨家庭中长大的孩子,往往拥有积极乐观的心态。文学艺术创作也是对现实的反映。曹雪芹笔下的《红楼梦》,生动展现了封建社会的家族兴衰、人物情感,这些细腻描写离不开作者对当时社会现实的深刻洞察。客观现实如同土壤,为心理现象的产生和发展提供了丰富素材。

(三)心理具有主观能动性

尽管心理受客观现实影响,但它并非被动接受。人类能够根据自身需求和目标,主动地认识世界、改造世界。科学家们出于对未知的探索欲望,不断进行研究,突破科学边界。如爱因斯坦凭借卓越的想象力和创造力,提出相对论,改变了人类对宇宙的认知。在艺术领域,艺术家们运用独特的视角和表现手法,将内心感受融入作品,赋予客观事物新的意义。梵高的《向日葵》以浓烈色彩和独特笔触,展现出对生命的热爱与渴望,超越了向日葵本身的自然形态。正是这种主观能动性,让人类能够在适应环境的同时,积极塑造周围世界,创造出灿烂的文明。

三、心 理 过 程

认知是心理过程的基石,它涵盖感觉、知觉、记忆、思维和想象等。情感赋予我们对事物的主观体验，情感像指南针，引导我们对事物产生喜爱或厌恶、亲近或远离的态度，影响着我们的行为选择。意志则是推动我们前行的动力，让我们在面对困难时不轻易放弃，朝着目标坚定迈进，帮助我们跨越一个又一个障碍，实现自我突破。认知、情感和意志并非孤立存在，而是相互关联、相互影响。认知为情感和意志提供基础，对事物的认知不同，产生的情感和采取的意志行动也会不同。情感会影响认知和意志，积极的情感能激发认知活动，增强意志；消极情感则可能阻碍认知，削弱意志。而意志又能调控认知和情感，促使我们在困难面前保持积极的认知和情感状态。

四、人　格

人格（personality）也叫个性，是构成一个人思想、情感及行为的独特模式，这个独特模式包含了一个人区别于他人的稳定而统一的心理品质。它具有①独特性，每个人的人格都独一无二；②有稳定性，一旦形成就相对稳定；③整体性，各人格要素相互联系、相互作用构成整体。④能动性，能够驱动个体主动适应并改造周围环境，使个体积极选择、塑造自我生活，还能赋予个体主动应对生活的内驱力。此外，人格受遗传、环境等因素影响，在个体与环境的交互作用中形成与发展，影响着个体的认知、情感和行为等各个方面。

人格是个体行为、思维和情感的核心。人格心理倾向是指个体在心理活动中表现出的相对稳定的趋向性，它是人格结构中最活跃的因素，决定着人对客观事物的态度和行为的动力系统。主要包括需要、动机、兴趣、爱好、理想、价值观、世界观等。这些心理倾向相互联系、相互影响，推动个体进行各种活动，使个体朝着特定的目标和方向努力。人格心理特征是个体身上经常表现出来的本质的、稳定的心理特征，主要包括能力、气质和性格。能力反映个体完成任务的潜在可能性；气质体现心理活动的动力特征，如胆汁质的人热情直率，多血质的人活泼好动；性格则是对现实稳定的态度和习惯化行为方式，像有的人正直善良，有的人自私冷漠。人格还影响心理健康，情绪稳定者能更好应对压力，神经质人格者则易陷入焦虑抑郁，可见人格对个体发展意义重大。

五、心理应激与心理防御

（一）心理应激

心理应激是个体在察觉需求与自身应对能力不平衡时所产生的一种心身紧张状态。当个体面临各类内外环境刺激，如重大生活事件、工作压力等，会引发体内一系列生理、心理和行为反应，以适应或应对这种刺激，适度应激可提升效率，过度应激则可能损害身心健康。

（二）心理应激的应对

应对（coping）是个体在面对压力、挑战或应激源时，为了减轻负面影响、维持心理平衡和适应环境而采取的各种认知、情绪和行为策略及过程。应对既包括意识层面主动采取的思考、情绪调节和行动，如调整心态、寻求支持等，也包括无意识的心理防御机制，如压抑、否认等。

1. 心理防御机制　心理防御机制是一种潜意识的心理策略，个体在面对无法接受的冲动、欲望或现实时，帮助我们应对内心的焦虑、痛苦和矛盾，维护心理的平衡与稳定。在康复过程中，常见的心理防御机制有以下几种。

（1）否认：这是比较简单原始的心理防御机制。是对已经发生的不愉快或痛苦事情直接否定，以逃避心理的不安和痛苦。患者可能拒绝承认自己患病或病情的严重程度。例如，一些癌症患者在刚得知诊断结果时，会坚持认为是医生误诊，不相信自己真的得了癌症，以此来避免面对患病带来的痛苦和压力。

（2）合理化：是指通过自己的逻辑推理、分析等方式，使事物或行为符合客观规律、道理及相关标准，变得合理、恰当的过程。患者会为自己的病情或康复过程中的状况寻找看似合理的解释，以减轻内心的焦虑。例如，康复进展缓慢的患者可能会说"慢工出细活，康复得慢说明恢复得更彻底"，通过这种方式让自己接受康复不顺利的现实。

（3）投射：是指个体将自己的思想、情感、动机等心理特征，不自觉地归诸于他人或外部事物的心理现象。患者可能将自己内心对康复的担忧、恐惧等情绪投射到他人身上。有的患者会觉得医护人员对自己的康复不重视，而实际上可能是自己对康复过于焦虑，将这种情绪转移到了医护人员身上。

（4）退行：是指个体在遭受挫折或面临焦虑等应激状态时，放弃成熟应对方式，而采用早期幼稚行为来满足需求的心理防御机制。患者在康复期间可能会表现出比实际年龄更为幼稚的行为。例如，一些成年患者在生病后可能会像孩子一样依赖家人，要求更多照顾和关注，通过退行到更幼稚的状态来获得更多的支持和安全感。

（5）转移：是指个体将对某一对象的情感、欲望或态度，不自觉地转向其他较安全或易被接受的对象上的心理防御机制。患者会将对疾病和康复的焦虑、痛苦等情绪转移到其他事情或人身上。例如，因康复不顺利而对家人发脾气，把在康复过程中积累的负面情绪发泄到家人身上。

（6）幻想：是个体在头脑中对未实现的事物或场景进行想象、创造出一种理想化情境的心理活动。在康复中，幻想具有一定的作用。它能帮助患者在心理上暂时逃避现实的痛苦与压力，获得精神上的放松和愉悦。例如，癌症患者幻想自己康复后与家人幸福生活的场景，可增强其对抗病魔的信心和勇气。同时，积极的幻想还能激发患者的康复动力，使其更主动地配合治疗和康复训练，对促进身心恢复有一定的积极意义。

（7）潜抑作用：是指个体把意识中无法接受的冲动、欲望、情感等压抑到潜意识里，使其暂时不被察觉的心理防御机制。在康复中，潜抑作用有一定的积极和消极影响。积极方面，可帮助患者暂时压抑康复过程中的焦虑、恐惧等负面情绪，使其能相对平静地面对治疗。例如，患者可通过潜抑对手术的恐惧，更配合医生。消极方面，过度潜抑可能使负面情绪积累，阻碍康复，如患者潜抑对康复进度慢的不满，可能导致内心压力过大，影响康复效果。

（8）升华：是指个体将被压抑的本能冲动或欲望，转化为符合社会道德规范和建设性的行为或活动的心理防御机制。它能让患者把因疾病产生的痛苦、焦虑等负面情绪，转化为积极康复的动力。例如，一些残疾患者将对健康的渴望升华为对艺术创作的热情，通过绘画、音乐等形式表达情感，不仅丰富了精神生活，还增强了心理韧性，有助于更好地适应身体状况，提升康复的信心和效果，促进身心的全面康复。一些患者在经历重大疾病康复后，投身于公益事业，用自己的经历鼓励其他患者，将痛苦转化为帮助他人的动力，实现个人价值的提升。

2. 心理应对　心理应对是个体在面对压力、挫折、困境等应激源时，为减轻或消除不良情绪和生理反应，维持心理平衡而采取的认知和行为策略。心理应对的常见方法有以下几种。

（1）认知应对：改变对事件的消极看法和不合理信念，以更积极、客观的视角看待问题。例如，把失业视为寻找更好职业机会的契机，而非灾难。接受不可改变的事实，理解自身情绪和处境。如面对亲人离世，接受这一现实，理解自己的悲伤是正常反应。

（2）情绪应对：通过倾诉、写日记、绘画等方式将内心的情绪释放出来。例如向朋友诉说工作中的烦恼，缓解压力。进行深呼吸、渐进性肌肉松弛、冥想、瑜伽等活动，放松身心，减轻紧张焦虑。如每天花15分钟进行深呼吸练习，稳定情绪。转移注意力投入到感兴趣的活动中，如听音乐、看电影、运动等，转移对负面事件的关注。当因生活压力烦躁时，去跑步，让自己从不良情绪中解脱。

（3）行为应对：分析问题，制订并实施解决方案。如面临经济困难，可通过制订预算、寻找兼职等方式解决。向家人、朋友、同事或专业人士寻求帮助和支持。如与心理咨询师沟通，获取应对心理问题的建议。根据自身情况设定合理的短期和长期目标，增强对生活的掌控感和动力。如在疾病康复期，设定每天进步一点的小目标，逐步恢复健康。

（4）意义应对：在困境中寻找事件的意义和价值，增强心理韧性。如经历挫折后，将其视为成长和学习的机会，提升自我。依靠宗教信仰、哲学思想等获得精神力量和心理安慰，支撑自己应对困难。

六、心身疾病

心身疾病（psychosomatic disease）又称心理生理疾病，是一组与心理社会因素密切相关，但以躯体症状表现为主的疾病。

（一）特点

1. 心理社会因素起重要作用 情绪、人格、生活事件等心理社会因素在疾病的发生、发展和转归中起关键作用。如长期处于紧张、焦虑状态的人易患高血压。

2. 有明确的躯体症状和病理生理过程 有具体的身体器官或系统的功能障碍或病理改变，像消化性溃疡有胃黏膜的损伤。

3. 涉及多系统 可累及心血管、消化、呼吸、神经等多个系统。例如冠心病、溃疡性结肠炎、支气管哮喘、偏头痛等。

4. 常伴有心理症状 患者常同时存在焦虑、抑郁、恐惧等心理症状，且与躯体症状相互影响。

（二）发病机制

心理应激源作用于个体，引发心理反应，导致情绪变化。大脑皮质受影响后，通过神经递质影响下丘脑功能，打乱内分泌和自主神经系统平衡，使交感神经兴奋、激素分泌异常。长期应激还会削弱免疫系统功能，使机体对疾病的抵抗力下降，内外因素综合作用，最终促使心身疾病发生。

（三）心身疾病的诊断

心身疾病的诊断要点主要包括以下几个方面。

1. 明确的躯体症状 有具体的身体症状和体征，且这些症状是可以通过临床检查、实验室检测或影像学检查等手段发现的，如冠心病有典型的心绞痛症状，消化性溃疡有腹痛、反酸等表现。

2. 心理社会因素与疾病的相关性 存在明确的心理社会应激源，如长期工作压力、家庭矛盾等，且这些应激源与疾病的发生、发展或恶化在时间上有明确的关联性。例如，在经历重大生活事件后不久出现高血压或哮喘发作加重等情况。

3. 排除其他疾病 通过详细的病史询问、体格检查、实验室检查和影像学检查等，排除由其他单纯的躯体疾病或精神疾病（如精神分裂症等）导致的可能。

4. 具有一定的人格特征 患者往往具有特定的人格特质，如 A 型人格与冠心病相关，C 型人格与癌症的发生可能有关等，但人格特征并非诊断的必备条件，而是作为参考因素。

（四）病程的特点

心身疾病通常呈现慢性、反复的病程，症状可能随心理社会因素的变化而波动。例如，紧张、焦虑情绪会使偏头痛或肠易激综合征的症状加重，而在情绪缓解后症状可能有所减轻。

（五）治疗反应

在针对躯体症状进行常规治疗效果不佳时，若采用心理干预等综合治疗方法后，躯体症状有明显改善，也可作为心身疾病诊断的一个支持点。

（六）心身疾病的康复原则

1. 心身同治 既要针对躯体症状采用药物、手术等治疗手段，也要运用心理治疗，如认知行为疗法、精神分析疗法等，改善心理状态。

2. 综合干预 整合医学、心理学、康复学等多学科方法，配合音乐疗法、运动疗法等辅助治疗，促进身心整体康复。

3. 个性化定制　依据患者的疾病类型、严重程度、心理特点等，制订个性化康复方案。

4. 预防复发　加强患者心理健康教育，提高心理调适能力，改变不良生活方式，预防旧病复发。

第六节　物理学基础

📋 **案例**

患者，男，28岁，技术员，因"颈肩部疼痛，右上肢放射性麻木、无力2天"之主诉就诊，查体：手指精细动作受限，颈椎生理曲度变直，$C_{5\sim7}$棘突旁压痛，右臂丛神经牵拉试验(+)，右上肢肌力4级，皮肤触觉减退，有长期伏案工作史。临床诊断：颈椎病(神经根型)。

问题： 1. 基于物理学基础理论，谈谈该患者可采用哪些物理因子治疗减轻疼痛和麻木？

2. 恢复右上肢肌力和手指精细动作，涉及哪些康复物理学原理？

物理疗法（physical therapy）是指应用力、电、光、声、磁、热、冷等，以及自然物理因素，如日光、空气、海水、矿泉等物理因素来治疗疾患的方法。其中以生物力学、神经发育学等为理论依据，通过主动或被动运动，借助力学因素来改善或恢复身体功能障碍的方法称为运动疗法。而应用自然或人工物理因子如电、光、声、磁、热、冷、日光、空气、水等作用于人体，以达到防治疾病目的的方法称物理因子疗法或理疗。

力学从人体运动的基本原理，到各种康复器械的设计与应用，力学原理贯穿康复治疗的全过程。深入理解力学在康复治疗中的原理、适应范围、分类及作用，对于提高康复治疗效果、促进患者功能恢复具有重要意义。力学在康复治疗中的原理、适应范围以及作用在本章第二节运动学基础中已进行学习，这里不再赘述。

一、电　学

电学主要是指利用各种电物理因子（如电流、电压、电场等）作用于人体，以达到治疗疾病、促进康复目的的一种治疗方法。根据所采用的电流频率的不同，可分为低频电疗法（0～1000Hz）、中频电疗法（1～100kHz）、高频电疗法（100kHz～300GHz）、直流电疗法等。通过调节人体生物电活动、神经肌肉兴奋性等，来改善身体的功能状态。

（一）电学在康复治疗中的原理

1. 神经调节原理　人体神经细胞存在静息电位和动作电位，电刺激可改变细胞膜电位，影响神经冲动的产生和传导。如低频脉冲电流刺激可使神经纤维去极化，产生神经冲动，不仅能用于治疗神经损伤、促进神经再生及恢复神经功能。还能调节神经递质的释放，影响神经对肌肉的控制和感觉传导。

2. 肌肉兴奋原理　电刺激能使肌肉细胞膜去极化引发收缩反应，对于失神经支配的肌肉，可延缓肌肉萎缩；对于痉挛肌肉，合适的电刺激可调节肌肉张力，通过交互抑制使痉挛肌肉放松，促进拮抗肌收缩，恢复肌肉平衡。

3. 生物化学原理　电流作用可改变人体组织的化学环境，促进或抑制化学反应。如直流电可引起组织内离子浓度和分布变化，影响酶活性、蛋白质合成等生化过程，促进组织修复和再生。此外，电刺激能促使人体释放内啡肽等生物活性物质，发挥镇痛、调节免疫等作用。

4. 改善血液循环原理　电疗可使血管扩张，增加局部血液循环。如高频电疗的温热效应能使血管平滑肌松弛，改善局部组织的血液供应，为组织修复提供更多营养物质和氧气，加速代谢废物排出，减轻局部水肿和炎症反应。

（二）电学在康复治疗中的作用

1. 镇痛 低频脉冲电疗中的经皮神经电刺激疗法（TENS），通过刺激神经纤维，激活体内的痛觉调制系统，释放内啡肽等物质，阻止痛觉信号传递，达到镇痛效果，常用于缓解各种急慢性疼痛，如术后疼痛、神经痛等。

2. 促进肌肉功能恢复 对于因神经损伤、废用等原因导致的肌肉萎缩，可采用功能性电刺激（FES），模拟神经冲动使肌肉收缩，增强肌肉力量，从而改善肌肉的运动功能。如偏瘫患者下肢肌肉萎缩，FES 可帮助患者进行站立、行走等训练。

3. 缓解肌肉痉挛 利用神经肌肉电刺激，刺激痉挛肌肉的拮抗肌，通过交互抑制使痉挛肌肉放松。如巴氯芬泵结合电刺激，对严重肌肉痉挛患者有较好疗效。

4. 促进伤口愈合 直流电可促进细胞的增殖和迁移，调节细胞的代谢活动，为伤口愈合创造良好的微环境，加速伤口的修复过程，对慢性难愈合伤口有一定治疗作用。

5. 改善神经功能 对于周围神经损伤，电刺激可促进神经的再生和修复，提高神经传导速度，恢复神经对肌肉的控制和感觉功能。如面神经损伤后，采用神经肌肉电刺激可促进面部表情肌功能恢复。

6. 消炎消肿 高频电疗的温热效应可使局部血管扩张，促进血液循环，增强白细胞的吞噬功能，加速炎症介质的清除，减轻局部炎症反应和水肿，常用于治疗关节炎、软组织炎症等。

二、光　　学

光学是指利用各种光物理因子，如不同波长的激光、红外线、紫外线等，作用于人体以达到治疗疾病、促进康复目的的学科知识与技术。它通过特定的光学设备产生具有不同能量、波长和频率的光，作用于人体组织，利用光与生物组织的相互作用来实现康复治疗效果，涉及光的发射、传输、吸收、散射等物理过程以及由此引发的生物效应。

（一）光学在康复治疗中的原理

1. 热效应 红外线等长波长光线具有较强的热效应。当照射人体时，组织中的分子、原子吸收光能后发生振动和转动，产生热量，使局部组织温度升高；这会引起血管扩张，增加血液循环，促进代谢，为组织修复提供更多的营养和氧气，加速代谢废物排出。

2. 光化学效应 不同波长的光具有特定的能量，能与生物分子发生光化学反应。如紫外线可使皮肤中的 7- 脱氢胆固醇转化为维生素 D，促进钙的吸收和利用，有助于防治骨质疏松等疾病。激光的特定波长可被细胞内的色素、酶等物质吸收，引发一系列光化学反应，调节细胞的代谢和功能。

3. 生物刺激效应 低强度激光等光学疗法可对生物组织产生弱刺激作用。它能影响细胞膜的通透性，改变细胞内外离子分布，激活细胞内的信号传导通路，促进细胞的增殖、分化和修复。还可刺激神经末梢，调节神经的兴奋性和传导功能，影响神经递质的释放，起到镇痛和调节神经功能的作用。

4. 光免疫调节效应 光照射可影响免疫系统的功能。适当的紫外线照射能刺激皮肤中的免疫细胞，如朗格汉斯细胞等，使其释放细胞因子，调节免疫反应，增强机体的免疫力。激光照射也可调节淋巴细胞、巨噬细胞等免疫细胞的活性，提高机体的免疫防御和免疫监视功能。

（二）光学在康复治疗中的作用

1. 镇痛 低强度激光照射可刺激神经末梢释放内啡肽等镇痛物质，阻断痛觉信号传导，发挥镇痛作用，常用于治疗各种疼痛性疾病，如颈肩腰腿痛、神经痛等。红外线的温热效应可使局部血管扩张，减轻肌肉痉挛和组织缺血，缓解疼痛症状。

2. 促进伤口愈合　特定波长的激光和红外线可促进细胞的增殖和迁移，加速胶原蛋白合成，增加成纤维细胞和内皮细胞的活性，促进新生血管生成，为伤口愈合提供良好的条件，缩短伤口愈合时间，减少感染风险，对于手术伤口、烧伤创面等的愈合有积极作用。

3. 消炎　紫外线具有杀菌作用，可直接杀灭伤口表面和皮肤表面的细菌、病毒等病原体，减少感染机会，减轻炎症反应。同时，光疗的热效应和生物刺激效应可使局部血管扩张，增强白细胞的吞噬功能，促进炎症介质的清除，缓解炎症症状，常用于治疗关节炎、软组织炎症等。

4. 改善肌肉骨骼功能　红外线等热疗可使肌肉放松，缓解肌肉紧张和痉挛，改善肌肉的血液循环和代谢，增强肌肉力量和耐力。对于肌肉劳损、颈椎病、腰椎间盘突出症等肌肉骨骼疾病，光疗可作为辅助治疗手段，减轻症状，促进功能恢复。

5. 调节神经功能　低强度激光照射可刺激神经细胞，促进神经的再生和修复，提高神经传导速度，改善神经的功能。对于周围神经损伤、面瘫等神经系统疾病，光疗有助于恢复神经的感觉和运动功能。

三、磁　　学

磁学是指利用磁场的物理特性，通过各种磁疗设备产生不同类型和强度的磁场，作用于人体以达到治疗疾病、促进康复目的的学科知识与技术。它涉及磁场与生物组织之间的相互作用，包括磁场的产生、磁场对生物分子、细胞、组织和器官的影响等方面，旨在利用磁学原理来调节人体的生理功能，改善病理状态，促进身体的恢复和健康。

（一）磁学在康复治疗中的原理

1. 磁场对生物分子的作用　人体中的生物分子如蛋白质、核酸等具有一定的电荷和磁性。磁场作用时，会使这些生物分子的电荷分布和运动状态发生改变，影响分子的构象和功能，进而影响细胞的代谢和生理活动。例如，磁场可能改变细胞膜上离子通道的活性，影响离子的跨膜运输，从而调节细胞的兴奋性和信号传导。

2. 磁场对细胞的作用　磁场可以影响细胞的生长、增殖、分化和凋亡。适当强度的磁场能促进细胞的新陈代谢，增强细胞的活性和功能。如在成骨细胞的培养中，施加特定磁场可促进成骨细胞的增殖和分化，有利于骨组织的修复和再生。

3. 磁场对神经内分泌系统的作用　磁场作用于人体时，可刺激神经末梢，影响神经冲动的传导，调节神经递质的释放。同时，磁场还能通过神经内分泌系统的调节，影响激素的分泌和释放，进而对全身各系统的功能产生影响。例如，磁场刺激可促使垂体分泌内啡肽等物质，发挥镇痛作用。

4. 磁场对血液循环系统的作用　磁场能够使血液中的带电粒子发生定向移动，产生微电流，影响血液的流变学性质，如降低血液黏稠度，改善红细胞的变形能力，促进血液循环。此外，磁场还可作用于血管平滑肌，调节血管的舒缩功能，增加局部组织的血液灌注。

（二）磁学在康复治疗中的作用

1. 镇痛　磁疗通过刺激神经末梢，促进内啡肽等镇痛物质的释放，提高痛阈，发挥镇痛效果。对于各种急慢性疼痛，如肌肉劳损、关节疼痛、神经痛等有较好的缓解作用。临床研究表明，磁疗对颈椎病、腰椎间盘突出症等引起的疼痛有明显的止痛效果，可减少患者对止痛药物的依赖。

2. 消肿　磁场能改善局部血液循环，加速血液流动，促进渗出液的吸收和消散，减轻组织水肿。对于外伤引起的软组织肿胀、炎症渗出等有很好的消肿作用，有助于缓解局部组织的压迫症状，促进损伤组织的修复。

3. 促进组织修复　磁场可以促进细胞的增殖和分化，加速胶原蛋白的合成，促进骨折愈合、伤口愈合等组织修复过程。在骨折治疗中，应用磁疗可缩短骨折愈合时间，提高骨折愈合质量。对于慢性溃疡、皮肤创伤等，磁疗也能促进肉芽组织生长和上皮细胞的再生，加速伤口的愈合。

4. 调节神经系统功能   磁疗对神经系统具有双向调节作用，可改善神经的兴奋性和传导功能。对于失眠、焦虑、神经衰弱等神经系统功能紊乱疾病，磁疗可调节大脑皮质的功能，改善睡眠质量，缓解焦虑症状。对于周围神经损伤，磁疗可促进神经的再生和修复，恢复神经的感觉和运动功能。

5. 调节免疫系统功能   磁场作用于人体后，可影响免疫细胞的活性和功能，调节免疫因子的分泌，增强机体的免疫力。适当的磁疗可提高机体的免疫防御能力，有助于预防和治疗感染性疾病，对于免疫功能低下的患者有一定的辅助治疗作用。

四、声　学

声学在康复治疗中主要是指运用各种声学技术和原理，通过产生、控制和利用特定的声音或声波，作用于人体以达到治疗疾病、改善功能、促进康复的一种技术手段。它涉及声学物理特性与人体生理、病理过程的相互作用，包括声音的频率、强度、波形等参数对人体组织、器官和系统的影响，涵盖了从基础理论研究到临床应用的多个方面，旨在利用声学的特性来调节人体的生理功能，纠正病理状态，提高患者的生活质量。

（一）声学在康复治疗中的原理

1. 机械效应   声波是一种机械波，在介质中传播时会引起介质的分子振动。当声波作用于人体组织时，这种机械振动可产生一系列的力学效应。例如，超声波可使细胞产生微小的振动，这种振动能够增强细胞的活性，促进细胞的代谢和物质交换，有利于组织的修复和再生。

2. 温热效应   声波在人体组织中传播时，部分声能会转化为热能，使组织温度升高。如高强度聚焦超声在治疗肿瘤等疾病时，可通过局部产生的高温使肿瘤组织发生凝固性坏死，达到治疗目的。而对于一些慢性炎症和疼痛，适当的温热效应可促进局部血液循环，加速炎症介质的吸收和代谢，缓解疼痛和肌肉痉挛。

3. 空化效应   在液体介质中，当声波强度足够大时，会产生空化现象。即在液体中形成微小的气泡，这些气泡在声波的作用下迅速膨胀和收缩，甚至破裂。空化效应可产生局部的高温、高压和微射流等极端物理条件，能够破坏生物大分子的结构，如在超声碎石中，利用空化效应产生的强大能量将结石击碎，便于排出体外。

4. 神经调节效应   特定频率和强度的声音刺激可以作用于人体的神经末梢，影响神经冲动的传导和神经递质的释放。例如，音乐疗法中，不同旋律、节奏和音调的音乐能够刺激听觉神经，通过神经系统的传导，影响大脑皮质、下丘脑等神经中枢的功能，调节人体的情绪、心理状态以及生理功能。

（二）声学在康复治疗中的作用

1. 言语康复   声学技术在言语康复中应用广泛。例如，通过言语训练软件，利用声音的反馈和强化机制，帮助患者纠正发音错误，改善言语清晰度和流畅性。对于失语症患者，还可根据其病情和语言障碍特点，设计特定的声学刺激方案，如韵律训练、声音模仿等，促进语言功能的恢复。

2. 听力康复   助听器是声学在听力康复中的典型应用。它通过放大声音信号，将外界声音调整到患者能够感知和理解的强度范围，帮助听力损失患者更好地接收声音信息，提高言语理解能力和生活质量。此外，人工耳蜗植入技术也是利用声学原理，将声音信号转换为电信号，直接刺激听神经，使重度或极重度听力损失患者恢复部分听力。

3. 物理治疗   超声波治疗是常见的声学物理治疗方法。可用于治疗肌肉和骨骼系统疾病，如关节炎、肌肉劳损等，通过机械效应和温热效应，减轻炎症反应，缓解疼痛，促进组织修复。此外，冲击波治疗也是利用声学原理，通过产生高能量的冲击波，作用于人体的骨骼、肌肉等组织，可促进骨折愈合、治疗肌腱炎等疾病。

4. 心理康复　音乐疗法是声学在心理康复中的重要应用。舒缓的音乐可以降低人体的应激激素水平，缓解焦虑、抑郁等不良情绪，帮助患者放松身心，改善心理状态。对于失眠患者，特定的助眠音乐能够调节大脑的神经活动，诱导睡眠，提高睡眠质量。

医者仁心

美国"物理疗法之母"——Mary McMillan

Mary McMillan（1880—1959），被誉为"物理疗法之母"。战争时期，Mary McMillan 挺身而出，为受伤战士提供物理治疗服务，1921 年，她创建美国妇女物理治疗协会，打破性别壁垒，让众多女性投身这一专业，为行业注入新鲜血液。她通过大量的培训工作，为美国物理治疗专业奠定了基础，这种持之以恒的努力，教会我们唯有坚持不懈，才能在专业领域发光发热。

第七节　中医康复理论基础

中医康复作为中医的重要组成部分，其理论和临床既继承了中医的特点，又在现代康复医学影响下，形成了五大基本康复理论。

一、整体康复观

中医的整体观与整体康复观都是一致的，它要求通过顺应自然、适应社会、整体调治的方法，使人达到形神统一、整体康复的目标。它包含有以下三个方面的内容。

1. 人体是一个有机的整体　中医学认为，人体是由五脏、六腑、五官、九窍、经络等组成的一个完整、有机的整体，它们在生理上相互协调，在病理上相互影响。因此，诊断和治疗也必须从"五脏一体"的整体观出发来考虑问题。如偏瘫不仅是患者运动功能的丧失，全身肢体都会出现萎缩，又由于脾主四肢，肢体运动功能的减弱或丧失，则会使脾失健运，进而脾胃功能共同失调，而脾胃为气血生化之源，必然导致人体的气血亏虚，使整体功能进一步降低，康复也就失去了基础。因此，整个康复过程中，在着眼局部的同时，还必须从整体出发，注重整体功能的调摄，一是为康复的主要目标奠定良好的基础，二是防止身体其他部分发生功能的异常，即"治未病"（康复预防）。

人体是形与神密切结合的统一体。形，是指构成人体的脏腑、组织、器官等实体；神，则指包括精神、运动、意识、知觉等在内的一切生命活动的表现，它是中医对人体各种功能的抽象认识。中医认为，"形"与"神"是相互联系、相互依存的，"形与神俱，尽享其天年"（《素问·上古天真论》）。一方面，在病理情况下，形体损伤可引起精神神志异常，精神神志异常亦可损伤形体。如残障者常常有自卑感，对生活缺乏信心，闷闷不乐，精神萎靡，这些不良情绪和精神状态又直接影响康复治疗方案的顺利实施，甚至可能加重形体结构残损而导致功能障碍。另一方面，"神"又是形体强健的根本前提，即所谓"失神则死，得神则生"（《灵枢·天年》），机体运动功能减弱而导致整体气血亏虚就是典型病例。因此，中医康复既要"养形"又要"调神"，针对器质和功能的不同问题，选用不同的方法"杂合以治"。

2. 人和自然界是一个整体　人生活在天地之间、六合之内，是整个物质世界的一部分，与自然界是一个整体，人的生理活动和病理变化深受自然环境的影响。

天时的变化对人体的影响十分明显。大到一年之中，小到一天之内，人的生理功能都呈现出规律性的改变，如脉象上就表现为"春日浮""夏日在肤""秋日下肤""冬日在骨"（《素问·脉要精微论》）；一天之中的变化虽然没有四季那么明显，但也呈现出日间脉象偏浮而有力，夜间偏沉而细缓的规律。疾病也是如此，不同季节好发的疾病不同，同一疾病在不同时间段的病理特点也有差异，呈现"旦慧昼安，夕加夜甚"的规律。因此，在康复方法中充分利用四气时序变化规律做到"因时制宜"。

地域对人体的影响也是十分明显的。生活在不同区域的地理环境不同，地势有高低，天候有寒热湿燥，其康复意义不同，故所运用的康复方法也不同。例如，北方高寒之地，病多脏寒，"治宜灸焫"，以温通阳气；而南方低湿之地，病多挛痹，"治宜温针"。因此合理利用自然环境和地域条件，采用适宜的康复方法治疗，即"因地制宜"。因为人与自然界是一个整体，所以对自然环境也会产生影响，因此不能消极、被动地去顺应自然，需要积极主动地去适应。这种适应既可以是人对自然的改造，如建造房屋以驱寒避暑等，也可以是人对自然的利用，如利用夏季有利的气候对哮喘进行康复，利用中药、食物、泥土、芳香、温泉、日光、空气等一些自然因素进行康复等。

3. 人和社会是一个整体　人始终是生活在社会之中的，社会的进步、治乱，个人社会地位的变迁，都会对人的身体、心理、精神产生极大影响。因此，人的价值也只有在社会中才能得以体现。当今，人类在享受社会进步带来的便利和丰富物质生活的同时，也无时无刻不承受着社会进步给身心带来的不利影响，如紧张的生活节奏和巨大的生活压力，工业进步带来的环境污染等。因此，必须如《黄帝内经》所强调的那样"从容人事，以明经道，贵贱贫富，各异品理"（《素问·疏五过论》），在康复中，要关注社会环境对患者的影响，医生要尽量做到"上知天文，下知地理，中知人事"（《素问·著至教论》），才能更好地帮助患者适应社会，并最终重返社会。

二、辨证康复观

辨证康复观是中医辨证论治思想在中医康复中的体现，根据临床辨证结果，确定相应的康复治疗原则，并选择适当的康复方法促进功能康复的思想，称之为辨证康复观。

在中医康复中有辨病康复和辨证康复两种手段。病，是指有特定病因、发病形式、病机、发展规律和转归的一个完整过程，如哮喘、感冒、中风等。症是指具体的临床表现和症状，如发热、头痛、咳嗽等。证，则是在疾病发展中某一阶段的病理概括，在相同疾病的不同阶段，会出现不同的证型，需要针对性地处理。在康复临床中，患者的临床症状多数已减轻甚至消失，因此在辨病明确的基础上进行辨证，以便正确把握患者内在的病机变化，选择正确的康复方法。

同一疾病，由于患者体质的差别，致病因素、季节、地区的不同，以及疾病的不同阶段等因素，可产生不同的病机变化，故而表现不同的证候。在康复原则和方法的选择上，应当以证为本，证同则康复同，证异则康复异，因此应以辨证为主，辨病为辅。如同是偏瘫，有的伴有腰酸腿疼、耳鸣眩晕、舌红苔少，脉弦细，辨证即为肝肾亏虚；有的伴见胸闷腹胀、纳差、倦怠乏力、大便溏薄，辨证即为脾虚痰湿。在康复原则上，前者就应当以补益肝肾为主，后者则应当以健脾化痰除湿为本，这就使得在具体康复方法上，如用药、选穴、推拿方法、导引形式等都有所差异，即所谓同病异治。再如腰痛和偏瘫是完全不同的两种障碍，但都可能由肝肾亏虚引起，在这种情况下其康复原则也是相似的，都应当以补益肝肾为主，在具体用药、选穴等问题上也有较大的相似之处，即所谓异病同治。

三、功能康复观

人体是一个以五脏为中心，由若干脏腑、形体、官窍构成的有机整体，任何外在组织器官的功能失常，都是内在脏腑功能失调的外在表现。例如，骨质疏松症表现为疼痛、骨折和体态异常，中医的病机却在脏腑，多由肾阴亏虚、肾阳虚损、肾精不足或脾气虚弱所致。任何局部组织器官的功能失常都不能仅从局部着手，而应从整体出发，着眼于内在脏腑组织功能失调而进行康复治疗。此外，人的各种生命活动是由精气来推动的，而精气也随时都处于升、降、出、入的规律性运动当中，一旦精气活动异常，人的各种生理功能也将出现障碍。正如《素问·六微旨大论》所说"出入废则神机化灭，升降息则气立孤危。故非出入，则无以生、长、壮、老、已，非升降，则无以生、长、化、收、藏"。可见，精气运动异常，是各种功能障碍的共同原因。因此，在康复中应当注重采取恰当的形式，有针对性地进行功能训练，促进精气规律性地流通，进而使人体各项功能得以恢复。这种重视功能训练、以功能恢复为目标的观点即功能康复观。

四、正气为本观

疾病的发生是在致病因素的影响下，人体稳定有序的生命活动失常，气血阴阳失调、脏腑功能紊乱或形质损伤，表现为一系列的临床症状和体征的异常生命过程。尽管疾病发生的机制错综复杂，但概括而言，主要关系到正气和邪气两个方面，正气虚弱是发病的内在根本原因。

正气是指人体的功能活动（包括脏腑、经络、气血等功能）和抗病修复能力。正气旺盛取决于三个条件：①脏腑经络等组织结构的完好无损；②精气血津液等生命物质的来源充沛；③各种功能活动正常及相互间和谐有序。邪气是指致病因素。疾病的发生、发展及其转归的过程，就是正气与邪气相互斗争的过程。如果正气盛，则邪气就不易侵犯人体产生疾病。反之，正气虚弱，邪气就会乘虚而入，疾病也就由此产生。正如《黄帝内经》所云："正气内存，邪不可干""邪之所凑，其气必虚"。正气具有抗御病邪侵袭、驱邪外出、修复调节、促进痊愈的作用，是决定是否发病和发病轻重的关键因素。

中医康复的服务对象大多数是因为正气不足、正气失调而发病，或以正气不足为主要临床表现者。例如，伤残诸症多因气血失和，形神功能障碍而致病；慢性病多因病久伤正，以正气不足为主要表现；康复患者多处于疾病的恢复期和缓解期，因久病难愈或损伤术后会出现脏腑亏损、气血亏虚、津液耗损等病理变化。中医康复的目标是恢复人体正气，调动正气的自然治疗能力和适应能力，促进疾病康复。因此，重视正气的功能、保养正气是中医康复的基本原则。"正气为本"的思想与现代康复中的功能保存和功能恢复思想不谋而合。

五、杂合以治观

引起功能障碍的原因和表现是十分复杂的，这就要求在康复实践中，必须针对整体的功能障碍采取综合措施，以实现整体康复。可从以下几个方面体现。

1. 内治与外治相结合　在中医康复中，内治一般是指内服药物和饮食康复法，外治则包括针灸、推拿、导引、文娱作业、热敷等方法。

人体的五脏六腑、四肢百骸、五官九窍、皮肉筋骨都通过经络系统联络沟通，在病理状态下会相互影响。内治直接作用于脏腑，利用其化生的精、气、血、津液对在外的筋、脉、肉、皮、骨、耳等肢体官窍起到濡养、推动的作用，从而促进了肢体官窍功能的恢复；外治虽直接作用于肢体官窍，但也能通过经络对脏腑功能进行调节。因此在康复临床中，内治和外治常联合应用。以骨折为例，《正体类要》指出："肢体损于外，则气血伤于内，营卫有所不贯，脏腑由之不和"，这在骨伤后期尤为明显，常出现气血耗损、脾胃虚弱、肝肾亏虚之象，进而导致筋肉乏力、关节不利、肢体痹痛、骨不连等，还常易被风寒湿邪侵袭。康复中除采用理筋整复、功法训练、针灸推拿、电疗等外治康复法外，还需以药物补养气血、脾胃肝肾，温经通络，才能最终使患者肢体功能得到恢复。另外，内治与外治在不同情况下也有主次之分。病在脏腑者，如高血压、肺结核、哮喘等，应当以内治为主，外治为辅；病在经络肢体者，如颈椎病、腰腿痛等，则以外治为主、内治为辅；还有一些病证内治与外治同等重要，需要内外兼治，如痿证、消渴等。

2. 调神与养形相结合　神有广义和狭义之分。广义上的神是人生命活动的全部表现，是对人各种功能的概括；狭义上的神指人的心理、情绪、感受、认识、行为等意识活动，中医一般称其为精神或情志等。这里的"调神"指的是狭义的神。形体和精神是相互依存的。一方面，无形则神无以生，精神的存在是依附于形体的。五脏藏神，疾病可以对精神造成直接影响，加上疾病必然引发患者对自身的关注，会把这种影响放大。另一方面，神又能驭形，精神状态直接影响形体的盛衰存亡。正如《素问·汤液醪醴论》所说："精神不进，志意不治，故病不可愈。"康复患者极易出现情志障碍，这就使调神与养形相结合的原则在康复中显得尤为重要。如肺心病，这类患者虽没有明显的肢体残疾，但身体功能日渐减退，逐渐疏离过去正常的生活，常处于焦虑甚至是恐惧的精神状态，不但可以直接影响病情，还可通过患者行为间接地使病情加重，对康复是十分不利的。因此，在康复中既要针对形体上的功能障碍采取相应措施，还要针对精神上的功能障碍，采用语言疏导、以情制情等情志调摄法，更多地运用功法训练、娱乐作业等形神兼治的康复方法，力求达到形与神俱的效果，实现整体康复。

3. 药治与食疗相结合　药物和饮食属于中医康复常用的内治方法。药物康复法具有康复作用强、见效快的优点，但其缺点是偏性强，不宜长期服用。饮食康复法是针对性地选择具有康复意义的饮食来促进人体身心康复的方法，其特点是食材性平无毒，可以长期使用，善加利用还能纠正药物偏性对机体的不利影响，但其功效较弱。两者结合使用能互补不足、相辅相成、提高疗效。正如《素问·藏气法时论》所说："毒药攻邪，五谷为养，五果为助，五畜为益，五菜为充，气味合而服之，以补精益气。"在康复临床中，要根据患者情况辨证施膳、辨病施膳。如消渴患者，在正常药治的同时，饮食上可以南瓜、薏苡仁等为主食，副食则以芹菜、韭菜、冬瓜等蔬菜为宜，黄豆、瘦肉、鸡蛋等也需适量摄取，食疗方上一般可选择猪脊羹、山药粥；燥热明显者可用五汁饮，脾胃气虚者可选猪胰汤等。

4. 动与静相结合　分为形体动静和精神动静两方面。

（1）形体动静：动指的是有明显的姿势改变，反之则为静。形体宜动，康复临床中应当视患者功能情况尽早开始功法训练。但形体的动也不宜太过，太过则精气神消耗太大，甚至不足以养病，要注意静养，这是形体动静结合浅显的一层。功法是中医康复对形体的主要训练方法，但功法和现代运动疗法最显著的区别就在于其本身就是动静结合的。传统功法当中，形、气、意是三大要素，形不正则气不顺，气不顺则意不宁，意不宁则气散乱，气散乱则形自败，充分说明了三者的关系。相应地，功法训练中就通过姿势调整、呼吸吐纳、意念运用三个方面对形、气、意进行训练。动静结合就是要求在注重姿势改变的同时，还要注重呼吸吐纳和意念运用。另外，多数康复患者的肢体运动能力通常是很有限的，如心肌梗死、肺心病患者等，由于脏腑功能低下，能完成的运动量较小，又如偏瘫、截瘫等患者初始不能自主运动，可以通过呼吸吐纳和意念运用这些训练使肢体的运动能力得以恢复。

（2）精神动静：精神强调宁静，"静则神藏，燥则神亡"，过度的情志活动如怒、喜、思、悲、恐等往往会使气血逆乱，损伤脏腑，影响康复。然而精神太静，甚则漠不关心、麻木不仁、形神迟钝等同样影响康复。对于精神功能的康复同样应动静结合。静则静笃养神，以调和情志安神；动则修身保形全神，以娱乐怡情调神。

？ 思 考 题

1. 脑的可塑性的基础理论？
2. 心身疾病的康复原则？
3. 制动对机体的影响有哪些？

本章数字资源

第三章　康复医学工作内容

📋 **案例**

患者，女，55岁，退休教师，因"右肩疼痛伴活动受限3个月"就诊。患者3个月前无明显诱因出现右肩疼痛，疼痛逐渐加重，夜间尤甚，影响睡眠。疼痛逐渐向颈部、上臂及前臂放射。右肩关节活动受限，穿衣、梳头等日常活动困难。曾自行服用止痛药，效果不佳。X线检查：右肩关节正位片显示肩峰下间隙变窄，肩峰下缘骨质增生。诊断：右肩周炎（冻结肩）。

问题：1. 患者目前存在何种功能障碍?
2. 患者需进行哪些康复评定项目?

第一节　康复预防

一、疾病预防

疾病预防是指在疾病的病前、病中和病后各个阶段采取相应的预防措施，以控制疾病的发展和恶化，包括三级预防。

（一）一级预防

一级预防也称为病因预防，旨在通过控制致病因素来防止疾病的发生，主要涵盖两个领域。首先，是对环境的干预，例如净化空气和水源，保护土壤与作物，防止污染带来的风险，实施健康教育项目。其次，是针对个人健康的措施，这包括保持良好的卫生习惯，适时进行疫苗接种，审慎选择医疗手段和药物，以及重点关注特定易感群体，如孕妇、儿童和老年人等的卫生保健工作。

（二）二级预防

二级预防指的是在疾病尚未明显显现之前的预防措施，其核心在于倡导及时发现、准确诊断和迅速治疗，即早发现、早诊断、早治疗，以实现疾病的早期完全康复。这一过程一方面依赖于公众健康意识的提升——在信息技术高速发展的今天，如何利用新媒体手段进行大健康知识的普及，增加公民的健康认识度，是值得深入思考的问题；另一方面要求医疗工作者具备高水平的专业技能。

（三）三级预防

三级预防亦称临床预防，是在疾病发生后为防止伤残、提高生存质量、降低病死率而采取的对症治疗和康复治疗措施，具体包括专科治疗、由社区建立家庭病床、开展社区康复、加强心理咨询和指导等。

二、残疾预防

随着疾病模式的变化，预防策略已从侧重生物层面转向社会层面的预防，尤其是针对慢性病及其引发的残疾预防，已成为公共卫生领域的重要任务之一。残疾的预防是康复医学的重要部分，它与康复治疗相辅相成。依据预防医学的分级预防理念，残疾预防也应在国家、地方、社区及家庭等不同层面实施分级预防措施。

（一）一级预防

一级预防是指防止各种可能导致残疾的损伤或疾病的措施，目的在于减少原发性残疾的发生，能够有效预防残疾。研究表明，有效的一级预防可使残疾发生率降低70%。例如，健康中国计划提出，增加青少年校内体育课程时间，从青少年时期就开始积极锻炼和养成健康的生活方式，增强体质，可以减少心脑血管及各类基础疾病的发病风险，进而避免由这些疾病引发的残疾。

关键的防范策略包括避免各种残疾原因，包括：①推动健康生育、禁止近亲结婚、提升遗传指导、开展产前检测、重视孕期和产后健康护理；②实施疫苗接种以抵御传染病；③积极治疗老年疾病和慢性病；④保证营养均衡；⑤正确使用药物；⑥强化公共卫生教育，关注心理健康；⑦减少意外事件的发生，减轻职业病的危害。

（二）二级预防

在疾病或伤害出现后，通过积极的干预措施来控制或减轻由损伤引起的残障，能够使残障的发生率减少10%～20%。例如，在患者出现中风之后，及时开展重症康复及床旁治疗，进行被动活动以防止关节僵硬，进行良肢位摆放预防肌肉痉挛导致的畸形，以及定期变换体位以减少压疮发生的风险。

二级预防核心的防范策略在于及时识别和妥善处理，内容涵盖：初期健康检查；合理用药与适时手术；实施社会干预以避免后续伤害，例如在生理疾病之后防范心理问题的发生；早期恢复治疗及管控风险因素以遏制病情恶化，同时要进行就业指导和学习建议；创造合适的工作环境；调整家庭及社会的观念。

（三）三级预防

三级预防是在残疾发生之后，通过多种积极手段阻止其进一步恶化为残障，从而减轻残疾残障对个体、家庭及社会的影响。这是康复治疗团队在预防工作中最为深入且频繁参与的部分。

采取的主要措施有：实施全面的康复治疗，涵盖身体疗法、职业疗法、精神健康服务、言语治疗及辅助技术、就业指导与复健、社区融合与教育支持；创造学习和就业的机会；确保适宜的居住环境与交通便利；解决身体上的限制。此外，为了减少残障人士对帮助的依赖，还需加强社会心理层面的支持措施。

考点与重点　残疾的三级预防

第二节　康复评定

康复评定，也被称作康复评估，是康复医学领域中极为重要的一环，它是以临床检查为基础，对病、伤、残患者的功能状况及其水平进行客观、定性和（或）定量的描述，并对评定结果进行合理解释，形成结论和障碍诊断的过程。这一过程贯穿康复治疗的始终。在患者的康复进程中发挥着不可替代的作用。康复评定是康复治疗的基础和前提，对于帮助病、伤、残患者恢复功能、提高生活质量、回归社会具有重要意义。它为康复治疗提供了科学依据，确保康复治疗的有效性和针对性，是患者走向康复的关键一步。

考点与重点 *康复评定的概念*

康复评定的核心在于其全面性，它不仅限于对患者生理功能的评估，还涉及心理与社会层面。躯体功能评定是康复评定的核心，涵盖关节活动、肌肉力量、上下肢功能、步态分析等多个方面，旨在全面反映患者的生理功能状态，为康复治疗提供具体指导。社会参与障碍评定则关注患者在家庭与社会中的功能状态，包括对疼痛、失用症、痴呆等心理与社会功能的评估，确保康复计划的全面性。

康复评定贯穿康复治疗的全过程，包括入院初期的初期评定、康复中期的中期评定以及康复末期的末期评定。初期评定旨在了解患者的整体功能状况，确定康复目标和计划。中期评定则用于评估康复效果，根据患者的功能改善情况调整康复计划。末期评定则评价整个康复过程的效果，为患者重返社会或进一步康复提供指导。

一、康复评定的目的

（一）精准确定患者的功能障碍情况

通过一系列专业的评估手段，明确患者在肢体运动、感觉、言语、认知等各个方面存在的功能障碍，以及这些障碍的严重程度；通过对功能障碍程度的分析，明确患者是在损伤、活动受限、参与限制三个不同障碍层次当中的哪一个层次，确定患者是组织器官水平缺陷还是个体自身功能受到影响，或者是社会参与方面受到限制。只有对患者的功能障碍问题有清晰的认识，才能为后续的康复治疗提供方向。

（二）康复评定是制订康复计划的重要依据

专业的康复团队依据评定所获取的详细信息，为患者量身定制个性化的康复治疗方案，明确适合患者的治疗方法、预期的治疗目标以及大致的治疗时间，确保康复治疗的针对性和有效性。

（三）在康复治疗过程中评估康复效果

通过对比不同阶段的评定结果，治疗团队可以直观地了解患者功能恢复的进展情况，判断当前的治疗方案是否达到预期效果，是否需要对治疗方案进行调整和优化。

（四）康复评定还能帮助判断患者的预后

通过对患者的身体状况、功能障碍程度以及康复潜力等多方面的综合评估，预测患者可能达到的康复程度，为患者及其家属提供康复预期，使其能够对未来的康复进程有清晰的认识，做出合理的决策。

（五）判断康复医疗资源的使用效率

康复医疗资源的投入与使用效率成为衡量医疗机构服务质量的重要指标。通过精心设计的康复评估流程，我们不仅能够深入洞察医疗机构的运作质量，还能细致地衡量其效率。康复评估的过程涉及对患者在治疗期间功能恢复情况的细致观察和科学评定，这不仅包括了身体功能的改善，还涵盖心理状态的调整和社交能力的提升。通过这些综合性的评估，我们可以全面了解医疗资源的投入是否得到了有效产出，即患者是否在合理的时间内获得了预期的康复效果。通过这种方式，医疗机构能够不断优化服务流程，确保在有限的资源条件下，患者能够以最低的经济负担和最少的时间成本，获得最优质的康复体验。这种以患者为中心的评估方法，不仅提升了医疗服务质量，也促进了整个医疗行业的可持续发展。

医者仁心

以患者为中心，全心全意为患者服务

　　上海长海医院打造了包括智汇健康平台、院前急救与绿色通道、院后管理与卒中康复等软硬件服务，从而帮助长海医院实现卒中病患诊疗过程中的"尽早"目标——早诊断、早治疗、早期预防复发和早康复。坐拥优质的医疗硬件、软件和人才资源，长海医院在患者关心的收费环节上也大胆采用了"先诊疗后付费"的模式。可以看到，从医院软硬件设施、院内医生护士配置、院前救治和诊疗收费等各个方面，长海医院卒中中心都做到了"以患者为中心"，全心全意为患者提供优质的医疗服务。东方脑血管病介入治疗大会主席、长海医院脑血管外科主任刘建民表示："卒中中心建设的关键就在于打破传统学科界限，要把整个卒中救治在院内的环节彻底打通，让患者去到他必须去的地方，真正实现以患者为中心，患者到哪，医生护士就到哪，节省能节省的每一分钟，让绿色通道真正绿起来。"

二、康复评定的内容

（一）运动功能评定

　　1. 肌力评定　是对肌肉主动收缩最大力量的评定，常用徒手肌力评定（MMT），通过让患者做特定动作对抗重力和阻力，按 0～5 级进行分级。如评估三角肌肌力时，让患者做肩关节外展动作。也可采用器械，如握力计、拉力计等进行更精准的定量评定。

　　2. 肌耐力评定　是对肌群长时间持续收缩能力的评定，主要包括四肢肌耐力、背肌肌耐力和腹肌肌耐力评定。

　　3. 肌张力评定　肌张力是指肌肉在静息状态下的紧张度，通过触摸肌肉的硬度及被动活动肢体时所感受的阻力来判断。常用量表主要为 Ashworth 痉挛量表，按 0～4 级评估，0 级为无肌张力增加，4 级为肢体完全僵硬，被动活动不能。

　　4. 关节活动度评定　关节活动度又称关节活动范围（range of motion，ROM），是指关节运动时所通过的运动弧，分为主动关节活动度和被动关节活动度。主动关节活动度是患者主动运动时关节活动范围，被动关节活动度则是检查者被动活动患者关节时的范围。常以量角器进行测量，如测量肘关节屈伸活动度时，将量角器的轴心与肘关节的运动中心对齐，固定臂与肱骨纵轴平行，移动臂与桡骨纵轴平行，进行读数（图 3-1）。

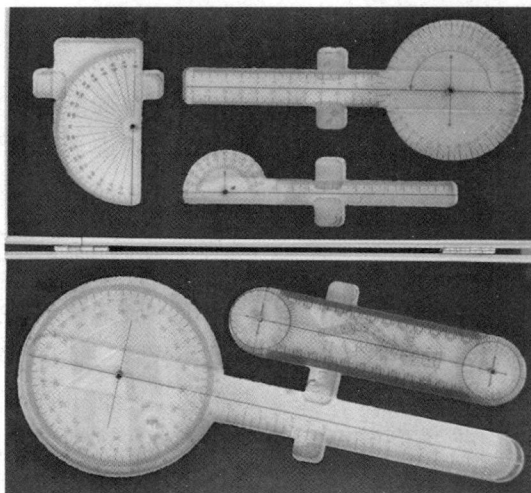

图 3-1　关节活动度测量尺

5. 平衡功能评定　分为静态平衡和动态平衡。①静态平衡是指患者在无外力作用下保持某种姿势的能力，评估方法如闭目站立试验。②动态平衡是指在运动或受到外力作用时维持平衡的能力，常用 Fugl-Meyer 平衡评定量表等，从坐位平衡、站立平衡等多个项目进行评分。

6. 协调功能评定　主要评估身体在完成复杂动作时各肌群间相互配合的能力，一般分为平衡性协调试验和非平衡性协调试验。

7. 步态分析　观察患者行走时的姿势、节律、步幅等，如是否有跛行、鸭步等异常步态。也可借助步态分析系统，精确测量步长、步宽、步频等参数，为分析步态障碍原因和制订康复方案提供依据。

8. 反射检查　包括深反射、浅反射及病理反射。深反射如膝反射、跟腱反射等，检查时用叩诊锤（图 3-2）轻叩肌腱，观察肌肉收缩反应。病理反射如 Babinski 征，用竹签轻划足底外侧，阳性表现为蹰趾背伸，余趾呈扇形展开，常提示锥体束受损。

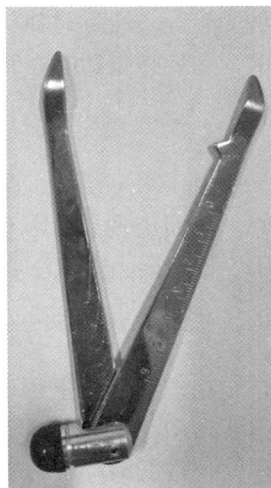

图 3-2　叩诊锤

（二）感觉功能评定

人体的主要感觉有躯体感觉、特殊感觉和内脏感觉三大类，一般在康复评定中最为重要的部分是躯体感觉的评定。躯体感觉又称一般感觉，分为浅感觉、深感觉和复合感觉。浅感觉评定主要包括触觉评定、痛觉评定、温度觉评定和压觉评定；深感觉又称本体感觉，主要包括位置觉评定、振动觉评定和运动觉评定；复合感觉主要包括两点辨别觉、实体觉、皮肤定位觉、重量觉等。此外还有特殊感觉评定，包括视觉评定、嗅觉评定、听觉评定等。

（三）神经肌肉电生理评定

神经肌肉电生理评定是指使用神经肌肉电生理诊断设备，记录神经肌肉组织的电位活动，对人体神经生理学功能进行检查的相关方法。进行神经肌肉电生理诊断主要是为了对周围运动和感觉神经障碍进行准确定位，判断有无相关的神经源性病变。常用的诊断方法有神经传导速度测定、肌电图、诱发电位检查和脑电图等。

（四）言语及吞咽功能评定

1. 失语症评定　主要是评定因脑部组织受损而引起的语言能力受损或丧失。目前尚无统一的评定方法，常用的评定方法主要是波士顿失语症检查法（BDAE）和西方失语症成套检查表（WAB），国内常用的主要是汉语失语症检查法。

2. 构音障碍评定　发音器官的神经肌肉器质性病变，如脑血管病变，颅脑外伤，重症肌无力等，会引起相关器官的肌张力异常、运动不协调、肌无力等导致构音障碍，出现发音、共鸣、韵律等言语运动控制紊乱。构音障碍评定通过评定发音器官的神经反射、运动功能及言语功能等方面，了解构音障碍的程度及类型，从而确定治疗目标，制订治疗方案。

3. 吞咽功能评定　由于各种原因导致食物不能经由口腔、咽部、食管进入胃部，称之为吞咽障碍。吞咽障碍是神经系统疾病和咽喉部疾病中常见且严重的并发症。进行吞咽功能评定的目的在于了解患者是否存在吞咽功能障碍，找出吞咽功能障碍的可能病因，为患者制订康复训练方案提供客观依据。

（五）心肺功能评定

1. 心功能评定　临床上评价心功能主要通过主观感觉评定和客观检查。主观感觉评定主要使用心脏功能分级表、自觉用力程度分级表等。客观检查主要使用心电运动试验（ECG）。

2. 肺功能评定　主要包括主观呼吸功能障碍感受分级和客观检查。常用的有肺活量测定、呼吸生理测验等。通过对肺功能测定，可以及时定性诊断，还可以提供定量数据，了解呼吸功能不全的严重程度，区分呼吸功能障碍的类型，预测康复训练的效果。

（六）感知与认知功能评定

由于大脑受损而导致大脑组织在信息的提取、储存、重新整理及信息处理的基本功能方面出现障碍，从而出现异常表现。常见的感知与认知功能障碍主要有意识障碍、注意障碍、记忆障碍、交流障碍、推理能力降低、判断力差等。

（七）作业活动评定

在作业活动过程中，实施者不能通过常用的方式来完成与其角色相适应的各种活动及任务。通过作业活动评定能够了解患者能做什么，不能做什么；了解患者是否需要帮助，以及需要帮助的类型及程度；帮助治疗师明确康复目标，制订康复治疗计划。作业活动评定主要包括：①作业活动障碍自评，常用的量表有加拿大作业活动表现测量；② ADL 能力评定，常用量表主要有 Barthel 指数评定、功能独立性测量（FIM）；③生产性活动评定，常用的评定方法有功能活动问卷（FAQ）、快速残疾评定量表（RDRS）。

（八）生存质量和环境评定

生存质量和环境评定是全面评估个体生活状况和其所处环境适应性的重要手段，主要包括生存质量评定，常用的量表有健康调查简表（SF-36）、WHO 生存质量评定量表简表（WHOQOL-BREF）。环境评定一般可采用现场评定的方式进行，也可以通过现场访问完成。

考点与重点 *康复评定的内容*

三、ICF 体系作为康复评定的基本框架

在康复评定中，ICF 不仅是一个分类系统，更是一个指导原则，帮助评定师全面评估个体的功能状态，理解其在身体、心理及社会层面的需求。

（一）ICF 的分类架构与编码原则

ICF 采用字母、数字编码系统来进行分类。首字母 s、b、d 和 e 分别代表身体结构、身体功能、活动和参与以及环境因素。每个分类又用数字编码分为三个或四个层次，可以体现社会对残疾的反映以及对残疾有关的信息做出更好的说明。ICF 的分类架构示例见表 3-1。

表 3-1　ICF 分类架构示例 – 身体功能（b）

第一层	第二层	第三层	第四层
b1	b114	b1142	b11420
精神功能	定向功能	人物定向	自我定向

（二）ICF 分类限定值

ICF 采用字母数字编码并用限定值来表示健康的程度。身体结构分为三级限定值：一级表示损伤程度，二级体现身体结构变化的性质，三级指出损伤部位。活动与参与限制中，一级表示活动受限程度，二级体现无辅助时参与限制的程度。情景性因素中分为障碍因素与有利因素，使用相应的限定值来反映其发挥障碍作用与促进作用的程度，见表 3-2。

表 3-2 ICF 分类限定值

限定值			0	1	2	3	4	5	6	7	8	9
身体功能			无残疾	轻度残疾	中度残疾	严重损伤	完全损伤	—	—	—	未特指	不适用
身体结构	一级	损伤程度	没有损伤	轻度损伤	中度损伤	重度损伤	完全损伤	—	—	—	未特指	不适用
	二级	变化的性质	结构没有改变	完全缺失	部分缺失	附属部位	异常维度	不连贯性	偏离位置	结构性质改变（包括位置）	未特指	不适用
	三级	损伤部位	多于一个部位	右侧	左侧	两侧	前端	后端	近端	远端	未特指	不适用
活动与参与局限	一级	活动受限程度	无困难	轻度困难	中度困难	重度困难	完全困难				未特指	不适用
	二级	无辅助时参与局限程度	无困难	轻度困难	中度困难	重度困难	完全困难				未特指	不适用
情景性因素		障碍因素	无	轻度	中度	重度	完全	—	—	—	—	—
		有利因素	无	轻度	中度	充分	完全	—	—	—	—	—

（三）在康复评定中的应用

ICF 体系在康复评定中发挥着关键作用。首先，它提供了一个全面评估的框架，帮助评定师从多个角度理解患者的功能状态。通过将患者的状况与 ICF 分类相对照，评定师能够识别功能障碍的具体领域，如认知、运动或沟通能力，并评估其对日常活动和社会参与的影响。其次，ICF 体系强调了个体与环境的相互作用，促使评定师不仅关注患者的内在条件，还考虑外部因素对功能的影响，如家庭支持、工作环境和社区资源。这种全面的视角有助于制订更为个性化、综合的康复计划。

以脑卒中康复评定为例，在脑血管意外康复评估中，评估内容依据 ICF 框架组织。评估时，根据不同的层面进行，包括身体层面的身体结构和功能、个体层面的活动能力、社会层面的参与度以及环境和个人背景因素。

1. 身体层面的评定 主要涉及身体结构和功能的评定。对于脑卒中的评估，关键的身体结构评估包括血管病变的具体位置和大小，例如大脑、小脑、脑干（含延髓）等脑部区域，大脑血管，以及通过头颅 CT 或 MRI 测量的病变区域大小。其他相关的结构，如骨骼肌肉系统，也可能需要评定。这些评定结果能够为脑血管意外的治疗、预后和研究提供有价值的信息。例如，研究表明，内囊后肢受损与预后显著相关，且其受损程度越大，预后越差；上肢分离运动恢复的可能性，从高到低依次为皮质、放射冠和内囊后肢。

2. 功能层面的评定 关注的是脑血管意外后引发的多种功能损伤，这些损伤主要涉及 ICF 定义的运动功能、感觉功能、言语功能、神经肌肉功能及精神功能等。因此，在临床康复中，应首先对患者的神经系统和骨骼肌肉系统进行检查，以识别具体的功能损伤。对于那些对康复有重大影响的功能损伤，应使用标准化量表进行量化评估。

3. 活动层面的评估 侧重于患者 ADL 能力的评定。ADL 评估之所以重要，是因为它直接影响到患者的生活质量、家庭的日常运作及社会经济负担。患者 ADL 能力的独立与否，对个人自尊、家庭和谐及社会适应性具有决定性的影响。ADL 能力的缺失会导致患者精神生活的困扰、社会地位的下降和经济条件的恶化，引发抑郁、缺乏自信、丧失生活目标和热情等问题。对家庭而言，患者的 ADL 能力不足会打乱家庭的生活秩序，增加家庭成员间的情感紧张，并给家庭带来额外的负担。而对社会而言，这不仅是一个经济负担，更是一种社会负担。ADL 评估的主要作用在于监控功能变化、评估依赖程度、提供简单明了的记录工具以利于同行交流，以及实现不同部门间的信息传递。然而，ADL 评估也有其局限性，例如无法明确指出功能依赖的具体原因，也不能直接指导治疗方法的选择，但在治疗后，可用来评估治疗效果。常用的 ADL 评估工具涵盖三大领域：移动（如床上活动、转移、坐、站立、步行及劳动相关活动）、生活自理（如进食、个人卫生、洗澡、穿衣、如厕及交流）和家务（如烹饪、清洁、财务管理和购物等）。

4. 参与层面的评定　尽管 ICF 中列出了相关的内容，但当前尚未有成熟的评估方法，部分方法正处于开发阶段。这主要是因为参与评估涉及许多非医疗因素，这些因素超出了医务工作者的控制范围。部分研究者将生活质量（QOL）评估量表作为参与评估的一个参考指标。

5. 情景性因素的评定　关注那些可能对康复过程产生影响的各种条件，包括①个人的年龄、性别、教育水平等流行病学特征，疾病前的功能状态、生活习惯、兴趣爱好及并发症等；②家庭和护理人员的支持情况；③居住环境和社区条件等。在参与评估过程中，背景因素同样起到重要作用。通过对这些背景因素的评估，可以更好地理解脑卒中的恢复过程或对某项治疗的接受情况，以及患者的社会支持水平和辅助器具配置或环境改造的需求。

综上所述，依据 ICF 框架进行脑卒中康复评定，有助于系统化、有条理地进行评估，从而获得更全面、统一和客观的康复评定结果。

第三节　康复治疗

康复治疗旨在通过各种手段帮助病、伤、残者恢复或改善身体功能、提高生活自理能力，并促进其尽可能地回归社会。康复治疗是康复医学的核心组成部分，是帮助患者从伤病中恢复，回归家庭和社会的关键环节。常用的康复治疗技术包括物理治疗、作业治疗、言语治疗、中国传统康复治疗、康复工程、心理治疗等。在实际的康复治疗过程中，每类技术既各有侧重又相辅相成，共同为患者的康复进程提供全方位支持。

考点与重点　常用的康复治疗方法

一、物理治疗

物理治疗（physical therapy，PT）是指通过声、光、电、磁、力、冷、热等物理因子，或通过徒手、患者自重、器械训练等措施来缓解症状、改善或恢复患者局部或全身疾病及功能障碍的一种常用康复手段。

（一）分类

物理治疗包括物理因子治疗和运动治疗两类。

考点与重点　物理治疗的分类

1. 物理因子治疗　物理因子治疗是指通过人工制造或天然存在的物理因子（如声、光、电、磁、力、冷、热等），采用非侵入性、非药物性手段作用于人体局部或全身，来促进人体健康、预防和治疗疾病、改善功能的一种康复治疗技术。其作用机制主要是通过物理因子与人体组织的相互作用，调节人体生理功能，激发人体自身的修复和调节能力，从而达到促进健康、治疗疾病和改善功能的目的。

常用的物理因子治疗方法包括电疗法、光疗法、超声疗法、磁疗法、温热疗法、冷热疗法、生物反馈疗法、压力疗法等。同一类疗法往往依据物理因子的不同性质及其作用于人体产生不同的生理效应，进一步细分为多种不同的具体疗法。如电疗法可分为直流电、低频电、中频电、高频电疗法等，光疗法可分为红外线、紫外线、激光疗法等。在实际临床应用中，康复医师及治疗师可根据患者病情、身体状况以及康复需求等情况进行选用。

2. 运动治疗　运动治疗是指以运动学、生物力学和神经发育疗法等为基本原理，利用器械、徒手或患者自身重量，采取主动和（或）被动运动方式，改善、恢复患者运动功能及感觉功能的训练方法，是物理治疗的主体。以下介绍几种常用的运动治疗技术。

（1）关节活动技术：通过患者的主动运动、被动运动或负荷训练和手法治疗，增加或维持关节活动范围，提高肢体运动能力。

（2）关节松动技术：治疗师通过关节的生理运动和附属运动，在关节可动范围内改善人体关节活动障碍的手法操作技术，属于被动运动范畴。

（3）肌力及耐力训练：通过患者主动进行抗阻运动、助力运动，或借助器械开展负荷训练，以增强或改善肌肉力量、提升肌肉耐力。

（4）Bobath 技术：又称为神经发育疗法。主要依据神经生理学和运动发育学的原理，针对中枢神经系统损伤所导致的运动功能障碍，通过抑制异常和促进正常的运动模式的发展来改善患者的运动功能。广泛应用于儿童脑瘫、成人偏瘫、脑外伤后遗症等的治疗。

（5）Brunnstrom 技术：由瑞典物理治疗师 Signe Brunnstrom 创立的一种针对中枢神经系统损伤后运动功能障碍的康复治疗技术。该技术认为中枢神经系统损伤后，运动功能的恢复会经历六个阶段，通过刺激和训练，可以促进患者运动功能的逐步恢复，提高生活自理能力。常用于偏瘫患者的治疗。

（6）PNF 技术：又称本体神经肌肉促进技术。利用牵张、关节压缩和牵引、施加阻力等本体刺激，来激活和募集最大数量的运动单位参与活动，采用螺旋形对角线式运动模式来促进神经肌肉功能恢复的一种治疗方法。广泛应用于神经康复、骨科康复、运动损伤康复等领域。

（二）适应证

1. 神经系统疾病　如脑卒中、脊髓损伤等，有助于改善肢体运动功能，缓解肌肉痉挛、促进神经系统功能恢复等。

2. 肌肉骨骼系统疾病　如骨折术后、关节炎、颈椎病、腰椎间盘突出症等，有助于减轻疼痛、消肿，促进骨折愈合等。

3. 心血管系统疾病　如冠心病康复期、高血压稳定期等，可改善心脏功能、调节血压、促进血液循环等。

4. 呼吸系统疾病　如慢性阻塞性肺疾病稳定期、肺炎恢复期等，可改善呼吸功能、促进痰液排出等。

5. 其他　如烧伤、冻疮、压疮、术后伤口愈合不良等。

二、作　业　治　疗

作业治疗（occupational therapy，OT）是指通过采用有选择性和目的性的活动作为主要手段来维持、改善和补偿患者功能的治疗方法。作业治疗侧重于提升患者的 ADL 能力，如穿衣、进食、洗漱等，以及职业技能和休闲活动能力，旨在帮助患者重新适应家庭和工作环境，使其最大限度地、独立地回归家庭与社会。

（一）分类

1. 按作业活动的功能分类　分为日常生活活动、生产性作业活动、娱乐休闲活动、特殊教育活动。

2. 按作业治疗的目的分类　包括减轻疼痛、增强肌力、增加耐力、改善关节活动范围、改善手眼协调、改善平衡控制能力、改善视听触觉、改善认知功能的作业活动等。

3. 按作业活动的项目分类　包括木工作业、编织作业、黏土作业、园艺作业、游戏、书法、绘画、舞蹈、体育、认知作业、虚拟场景及人工智能活动等。

医者仁心

劈波斩浪的"折翼飞鱼"——蒋裕燕

　　残疾人游泳运动员蒋裕燕，4岁时因车祸失去右臂和右腿。尽管人生遭遇坎坷，但她总是笑容满面，传递乐观与正能量。在2024年巴黎残奥会上，她单手划水、单腿打水，如同一条飞鱼般劈波斩浪、随心而行，斩获7枚金牌、刷新2项世界纪录和3项残奥会纪录，成为当届残奥会获金牌、奖牌数最多的运动员。人生中，她突破身体的束缚，凭借意志与努力，一步步站上国际残疾人赛事舞台，奋勇拼搏、为国争光，让世界领略中国运动员的卓越与不凡。

（二）作业治疗常用方法

　　1. ADL 训练　ADL 是指人们为了满足日常生活需要而每天必须反复进行的、具有共性的基本活动。以改善和恢复患者的这些活动能力为目的而进行的训练，称为 ADL 训练。主要包括床上活动训练如床上翻身、卧位移动；转移活动训练如床椅转移、室内外行走；自我照顾训练如更衣、吃饭、个人卫生；家务活动训练如洗衣、做饭等；社会活动能力训练如到餐馆就餐、与他人交流等。

　　ADL 训练是患者走向独立的重要一步，如偏瘫患者在卧床阶段即可训练其床上独立翻身、卧位移动等，减少对他人的依赖。

　　2. 认知功能障碍的作业治疗　认知功能障碍包括注意障碍、记忆障碍、失认症、失用症、视空间关系障碍等。认知功能训练方法多样，常采用游戏、图片、计算机软件等方式辅助进行。

　　3. 治疗性作业活动　治疗性作业活动有多种类型，包括生产性作业活动，如木工、陶艺等；休闲娱乐性作业活动，如棋牌游戏、书写绘画、集体活动等。可根据患者功能障碍和兴趣爱好，有目的、有针对性地进行活动选择，以达到克服躯体功能障碍、提高 ADL 能力、调节与改善心理状态的作用。

　　4. 环境改造　环境是患者回归家庭和社区后赖以生存的空间，环境改造是为了使患者更好地适应环境要求，提升患者独立生活能力和生存质量。环境改造前需对环境的安全性、无障碍性、可使用性进行评估，根据评估结果确定环境改造方案，方案内容需包括辅助器具的适配和使用、家居环境物件改造和社区无障碍环境改造。

考点与重点　作业治疗的常用方法

三、言 语 治 疗

　　言语治疗（speech therapy，ST）是指通过各种手段对有言语障碍的患者进行针对性治疗，其目的是恢复或改善患者的语言表达和沟通能力，以及吞咽功能，使其回归正常社交生活。

（一）言语障碍的类型

　　1. 失语症　由于大脑损伤引起的言语功能受损或丧失，主要表现为言语理解或表达障碍。常见类型有运动性失语、感觉性失语、命名性失语等。

　　2. 构音障碍　由于神经肌肉的器质性病变，造成发音器官的肌肉异常、运动不协调而出现的发声、发音、共鸣等异常表现。

　　3. 吞咽障碍　由于吞咽器官功能受损，不能有效地将食物运送到胃。主要表现为流涎、呛咳、进餐时间长，口腔残存食物等现象。吞咽障碍可能导致食物或液体误入气管，引发吸入性肺炎等严重并发症，甚至危及生命。

　　4. 语言发育迟缓　儿童的语言发展比同龄人明显较慢。

　　5. 口吃　患者存在说话不流畅、停顿、拖延等现象。

6. 听力障碍所致的言语障碍　听觉系统受损后导致个体无法有效接收和处理声音信息，在言语交流过程中出现困难，表现为不会说话或发音不清。

考点与重点　言语障碍的类型

（二）言语障碍的治疗

1. 失语症的治疗　通过系统性言语训练如发音训练、交流训练、阅读理解训练等，帮助失语症患者恢复或改善其语言理解和表达能力。不同失语症类型训练重点有所不同，如运动性失语以发音和语言表达训练为主；感觉性失语以听理解训练为主。

2. 构音障碍的治疗　通过发音训练、口腔运动训练、呼吸训练等，改善患者语言及发音的功能。

3. 吞咽障碍的治疗　通过多种感觉刺激、呼吸训练、口颜面肌肉训练、吞咽辅助手法等进行训练，恢复患者的吞咽功能，提高其生活质量。

4. 语言发育迟缓的治疗　主要包括发音训练、词汇积累、语法学习和语言表达能力的提升等。通过反复练习和强化，逐渐提高患者的语言理解和表达能力。

5. 口吃的治疗　通过行为矫治、心理治疗等方法，使患者逐渐建立起新的语言习惯，从而改善语言的不流畅性等现象，提高沟通能力。

6. 听力障碍所致的言语障碍的治疗　通常在听力补偿的基础上开展听觉、言语训练如声刺激、言语感知、社交沟通训练等，改善听力障碍患者的言语障碍，促进其全面发展和社会参与。

四、中国传统康复治疗

中国传统康复治疗是中国传统医学的重要组成部分，包括针灸、推拿、中药内外治法，以及以太极拳、八段锦为代表的传统运动疗法等。

（一）推拿技术

推拿是运用一定的手法、技巧或借助器具，在人体的穴位及经脉或某个部位上施术操作，以达到防治疾病、促进健康的一种方法，是中国传统康复治疗中最重要、应用最广泛的技术之一。根据治疗对象的不同可分为成人推拿和小儿推拿。根据手法的动作形态可将常用推拿手法分为摆动类、摩擦类、挤压类、振动类、叩击类、运动关节类手法。

推拿的适应证广泛，尤其对神经系统及骨伤科病症、以功能障碍为主的内妇儿科病症疗效显著。例如，肩周炎患者急性期可采用轻柔手法（如揉捏、提拿等）舒筋活血、通络止痛，粘连期采用摇法、扳法、拔伸法等较重手法疏通经络、松解粘连、滑利关节，以改善肩关节活动功能。

（二）针灸技术

针灸是针法和灸法的合称。针刺技术是在中医学理论指导下，运用不同的针具，通过一定的手法，刺激人体特定部位（腧穴），以防治疾病、养生保健的方法，包括毫针刺法、头皮针疗法、电针疗法和水针疗法等。灸法是指以艾绒为主要材料制成艾条或艾炷，点燃后熏灼或温熨体表的一定部位或腧穴的一种治疗方法，包括艾炷灸、艾条灸、温针灸、天灸等。

针灸适应证广泛，能满足各类人群的康复需求，尤其对神经系统疾病的疗效尤为显著。例如，脑卒中后患者常出现肢体偏瘫、言语不利、吞咽困难等症状，在康复过程中配合针刺疗法能激发经气、开窍醒脑，促进神经功能的恢复，改善肢体运动和感觉功能。

（三）传统运动疗法

传统运动疗法是在中医药理论指导下开展的体育活动和健身方法，主要包括太极拳、八段锦、五禽戏、易筋经等。相比一般的体育锻炼，其强度相对较低，注重"气""血""精""神"的调养，尤其适合中老年人、慢性病患者和康复期患者。

（四）其他传统康复技术

其他传统康复技术包括拔罐、刮痧、足部按摩、中药熏蒸和洗浴技术，这些技术适应证广、安全性高、疗效确切且患者易于接受，在康复领域应用广泛。

五、康 复 工 程

康复工程（rehabilitation engineering，RE）是一门结合工程学原理与技术，融合医学、心理学、社会学等多学科知识的交叉学科。其核心是通过设计和开发各类设备、系统及服务，帮助残疾人或康复患者恢复功能、提升生活质量。在康复工程领域，使用较为广泛的有假肢、矫形器、轮椅、自助具、助行器、助听器等技术。通过这些技术可改善患者的自我照顾、独立生活和社交活动能力。

（一）假肢

假肢是应用工程学原理、技术和手段，结合人体解剖结构专门设计、制造和装配的人工假体，用于弥补截肢者肢体缺损。主要分为上肢假肢和下肢假肢两大类。上肢假肢能够执行抓握、提升等精细动作，帮助使用对象在日常生活中完成自我照顾和作业活动。下肢假肢则注重步态的自然性和行走的稳定性，不仅能提升病伤残者的行动能力，还能增强其社会参与度和自信心。随着材料科学与智能控制技术的不断进步，现代假肢已能高度适配患者的个体差异，实现更为精准和舒适的功能替代。

（二）矫形器

矫形器是装配于人体四肢、躯干等部位的体外器具的总称。包括脊柱矫形器和四肢矫形器，广泛应用于脊柱侧弯、骨折康复、神经系统疾病等治疗中。脊柱矫形器采用定制的支撑结构，能够帮助维持脊柱的正确对齐，减轻疼痛并预防畸形发展。四肢矫形器则根据患者的具体需求进行设计，用于改善关节活动范围、增强肌肉力量或保护受伤部位，从而优化功能并促进康复进程。

（三）轮椅

轮椅是指借助患者自身力量或外力驱动、形状类似椅子的四轮车，分为手动轮椅和电动轮椅。其为室内外移动提供了极大的便利，增强了患者的独立性和生活参与度。

（四）助行器与自助具

辅助人体支撑体重、保持平衡和行走的工具称为助行器，广泛应用于老年人、术后恢复者和运动功能障碍者，能有效降低此类人群的跌倒风险。自助具是针对日常生活细节进行设计的工具，如特殊餐具、书写工具等，可提升患者的自理能力和生活质量。

（五）康复工程新技术

随着科技的进步和发展，康复工程学科也逐步应用新技术研发出更优质的现代辅具，包括康复机器人、虚拟现实技术、脑机接口技术等，已成为现代康复治疗的重要工具。康复机器人能结合机械臂、传感器与人工智能技术，精准辅助患者进行步态训练、上肢功能恢复等复杂动作，通过个性化训练方案，加速运动功能的恢复进程。虚拟现实技术是通过创建安全的虚拟环境，让受训者在其中进行功能训练和心理康复，减少对真实环境的依赖和潜在风险。脑机接口技术则通过直接读取大脑信号，实现了大脑与外部设备（如机械臂）的交互，为严重运动功能障碍患者开辟了全新的沟通与控制途径。

链接

3D 打印技术

3D 打印技术近年来在康复工程中得到了广泛的应用，可根据患者的具体需求，快速且精确地打印出定制化辅具。例如，3D 打印假肢技术能按照佩戴者残肢的三维形貌数据、肌骨生物力学特征等参数，逐层打印具有人体生物力学性能的假肢接受腔，使得截肢患者避免因假肢导致的运动灵活性不足的问题，提高了运动的舒适性。与传统的制造方法相比，3D 打印极大地缩短了制作周期，同时确保了辅具的设计和制造更加精细化和个性化，显著提高了辅具的舒适度和患者的接受度。

六、心 理 治 疗

经历严重创伤或疾病导致生活巨变后，心理上会依次历经休克期、冲突期与适应期。心理应激表现为担心、害怕、恐惧，继而出现烦躁不安、自我压抑的情绪，严重时甚至陷入悲观、失望，对生活丧失希望。针对患者不同阶段的心理问题展开治疗，是康复医学不可或缺的重要部分。

1. 心理支持疗法　通过倾听、表扬与鼓励、保证、建议和指导、改善环境等措施，减轻患者焦虑，增强患者适应行为的能力。其适用范围较广，是各种心理疾病和躯体疾病心理治疗的基础。

2. 行为治疗　以行为学习理论为基础，按一定程序来矫正患者心理障碍或行为问题的一类心理治疗技术的总称。包括系统脱敏疗法、厌恶疗法、松弛训练、冲击疗法（满灌疗法）、行为技能训练等。

3. 音乐疗法　在治疗师的指导下，使用经过指示、有组织、有计划的音乐或音乐活动，使患者身心不适得到改变的治疗方法。治疗师科学地运用音乐，让患者在音乐体验中达到身心与情绪的整合，帮助其减轻或消除情绪障碍，恢复或增进身心健康。

4. 其他治疗方法　包括心理教育、认知疗法、社会技能训练、家庭治疗、团体心理治疗、正念减压等。

第四节　康复文件书写

康复文件是康复临床疗效与结局评价的重要依据，也是循证康复治疗的体现。康复文件包括康复病历、康复治疗处方和康复治疗记录。通过康复文件的撰写可使治疗师的工作更加规范、有条理，提高治疗师在临床情境中分析问题和解决问题的能力，强化临床思维逻辑，有效提高康复治疗工作效率。

一、康复病历书写规范

康复病历是康复医疗部门为患者设计的具有专科特点的病历，综合记录了患者的问诊、体格检查、功能评定、实验室检查、影像学检查、康复诊断以及康复治疗等内容。康复病历是判断残疾患者回归社会的重要依据，可作为制订康复计划、预测预后、法律凭证、医疗支付依据和科研教学的宝贵资料。

（一）康复病历的特点

1. 以残疾为中心　与其他临床专科病历以疾病为中心不同，康复病历更重视疾病所引起的功能障碍，并围绕功能障碍进行详细的评估和记录。

2. 以功能评定为核心　康复病历要对患者的运动、感觉、言语、心理、学习、生活和工作的活动功能做出详细的评估，并拟订功能康复的措施。

3. 综合评估　康复病历不仅关注患者的身体功能，还关注患者的心理状态、生活方式、职业情况、社会生活等资料，需对其进行综合、全面的评估。

4.重视"三期"康复评定   完整的康复病历中应包括初期评定、中期评定和末期评定的内容,有助于医生全面了解患者的功能障碍情况,确保康复治疗的顺利进行。

(二)康复病历书写内容

1.住院病历   康复病历书写目前并未形成统一的格式和标准,其书写具体内容主要有一般资料、主诉、现病史、既往史、社会生活史、月经生育史、家族史、体格检查、功能评定、康复诊断等。

(1)一般资料:包括姓名、性别、年龄、婚姻、职业、籍贯、民族、住址、工作单位、入院日期、记录日期、病史陈述者(与患者关系)及可靠性等。

(2)主诉:主诉是患者亲自陈述的其当前面临的最核心问题及其功能受限或活动水平下降的状况,具体包括那些因症状或健康问题而无法正常执行的活动。这些活动涵盖了从基本的日常生活如床上翻身、坐立转移、行走,到个人自理能力如穿衣、洗漱,再到更广泛的社交互动及工作能力等多个层面,并且患者需指出这些症状或问题持续的时间。如:右侧肢体麻木无力1年余,加重伴头晕3天。

(3)现病史:现病史是记录患者发病后的全过程,具体涵盖发病的具体时间点、引发疾病的潜在因素、疾病进展期间主要症状如何演变或是否出现了新的症状、在本次就医前患者已尝试或接受过的所有治疗方式及其产生的效果。若患者之前已接受过治疗,则需明确说明治疗的具体类型、持续的时间长度以及治疗所达到的实际疗效。

(4)既往史:患者既往的健康状况及曾患疾病。涵盖其过去的整体健康状态以及曾经罹患的疾病。包括日常生活活动如自我照顾、家务活动、移动等,认知能力如记忆、判断力的状况,以及精神状态如情绪、睡眠的质量。同时,既往病史中还需记录患者是否患有高血压、糖尿病、心脏病等慢性疾病,以及是否有过外伤、手术经历或已知的过敏反应,特别是这些病史与当前疾病之间可能存在的关联性。

(5)社会生活史:社会生活史包括生活方式、个人状况以及居家情况。治疗师在掌握这些详尽信息的基础上,能够更有效地协助患者确立治疗的方向与目标,或是引导患者纠正因不良生活习惯所诱发的健康问题。

(6)月经婚育史:女性患者需记录其月经史、婚育史。

(7)家族史:了解家族遗传病史、家族成员的构成、健康情况和经济情况及患者在家庭中承担的责任和义务等。

(8)心理健康史:关注患者本次伤病发生之前的性格特点、情绪波动及心理状态,同时确认是否存在精神或行为上的异常表现。评估患者在此次伤病后心理、情绪及精神上的变化,以全面理解伤病对其心理状态的影响。

(9)体格检查:包括临床体格检查的全部内容。含外表及生命体征、皮肤及淋巴结检查、头部检查、视力及视野检查、听力检查、呼吸系统检查、心血管系统检查、腹部检查、泌尿生殖系统和直肠检查、骨关节与肌肉系统检查等。

(10)功能评定:针对各种疾病和功能障碍,进行相应的评估与测定。如脊髓损伤应进行损伤严重程度、损伤平面的专项评定。

(11)康复诊断:目前我国使用比较多的康复诊断是以ICIDH的分类标准为依据确定的诊断方法。功能诊断则以ICF的分类标准为依据。

2.门诊病历   按照门诊病历规范要求,其内容应包括患者一般资料、主诉、现病史、既往史、查体和专科情况(功能障碍的主要表现)、相关辅助检查的结果、诊断处理方法(包括临床用药及康复处方)和医生签名等。

3.医嘱书写   医嘱应包括患者信息和医生签名,书写需准确、清晰、符合法律法规,并遵循康复治疗处方书写的原则与要求。

二、康复治疗处方

康复治疗处方是康复医师通过对患者损伤或功能障碍的评定开具的康复治疗医嘱，由康复治疗师执行。康复治疗处方旨在为患者提供个性化、针对性的治疗计划与方案，帮助其恢复功能、减轻症状、提高生活质量。

（一）康复治疗处方种类

康复治疗处方种类较多，可分为运动治疗处方、物理因子治疗处方、作业治疗处方、言语治疗处方、心理治疗处方、中国传统康复治疗处方以及假肢、矫形器、辅助具、轮椅处方等。

（二）康复治疗处方内容

康复治疗处方应包括患者基本信息、病史摘要、临床诊断和功能评定、治疗目的、具体治疗内容及方法（如治疗方法名称、治疗部位、治疗种类、剂量、时间、频度、次数、强度、疗程等）、注意事项、签名和日期等。不同康复治疗方法采用措施不同，其治疗处方内容也有差异。

考点与重点　康复治疗处方的内容

三、康复治疗记录

康复治疗记录是治疗师执行康复医师康复治疗处方、实施康复治疗情况的记录。撰写康复治疗记录是治疗师了解患者治疗过程的手段，也是与其他医务人员交流的方法。清晰准确地记录信息可以证明治疗的合理性和必要性，也是出院计划的重要参考。在康复治疗记录中收集的相关数据结果，可作为改进医疗质控和预后研究的依据。同时，治疗记录属于法律文书，不仅能确保治疗师的权益，也能使患者在出现任何与其治疗相关的问题时得到保护。因此，确保记录的准确、清晰，并能恰当、完整地反映患者的情况及诊治过程十分重要。

（一）康复治疗记录的格式

常用的记录形式有描述形式、问题导向医疗记录、SOAP 格式记录和功能性治疗结果报告，国际上最常用的记录格式是 SOAP 格式。

1. SOAP 的定义　SOAP 是英文首字母的缩写，这四个字母分别代表患者信息的四个部分。S 即 subjective，指主观资料；O 即 objective，指客观资料；A 即 assessment，指对患者的评估与分析；P 即 plan，指计划。

2. SOAP 记录的内容

（1）主观资料（subjective）的书写：主观资料是通过治疗师的询问，收集患者、其家属或照顾者提供的有关患者当前状况及治疗情况的描述性信息。在撰写康复治疗记录时，均需详尽阐述主观资料。包括患者疾病的症状及功能障碍的表现、病史和患者的康复意愿等。此外，所有关于疼痛的记录都应在主观资料中书写。

（2）客观资料（objective）的书写：不同治疗方法所需收集的客观资料有所不同。如物理治疗客观资料包括生命体征、人体测量学特征（如身高、体重、周长、长度）、肌力等级、关节活动范围、标准测试或问卷结果、设备使用、运动功能、环境测量结果、干预措施等信息。通过详细呈现患者的客观资料，可以真实地反映其当前状况及存在的问题，为治疗决策提供支持。

（3）评估与分析（assessment）的书写：此部分涵盖了功能诊断与患者需达成的目标。其中功能诊断是指治疗师对患者日常生活中受损的功能及限制进行的描述，如患者肩关节活动受限，无法穿脱套头及开衫上衣，该描述代表了治疗师对患者当前状态的判断，是实施康复治疗的基础。康复目标的书写包括了长期目标和短期目标，长期目标书写采用可测量的、可观察的、以行为为导向的格式，需与患者的目标相一致，与功能结果相关，内容包括治疗期限、治疗对象、治疗内容、实施的条件以及达到的水平。如 2 周内，进行 3 次借助手杖独立在平地完成 500 步的步行训练，可使患者在家中独立活动。短期目标的书写应包括治疗对象、治疗内容、实施的条件、治疗达到的水平和治疗时间。如 5 天内增加患者左侧膝关节伸展肌力，达到 4/5 级，以帮助患者转移。

（4）干预计划（plan）的书写：干预计划包括患者在整个治疗过程中接受的所有干预措施。干预计划的撰写和治疗处方内容基本一致，涵盖依据短期目标设定的治疗计划及功能性活动训练的具体内容，包括治疗的种类、治疗的时长、频率、总次数或疗程安排、注意事项以及制订者的签名和日期等信息。

考点与重点 康复治疗记录的格式

（二）康复治疗记录举例

物理治疗记录

患者姓名：××   **性别**：男   **年龄**：45 岁   **住院号**：××××××××××

入院日期：2021 年 7 月 23 日

临床诊断：左侧脑梗死恢复期，右侧偏瘫

S：

1. 现病史 患者诉右侧肢体无力 20 余天，伴右侧肩部疼痛，生活完全依赖他人。

2. 既往史 否认"高血压""心脏病""糖尿病"等慢性病史。

3. 生活方式 物流公司司机，大专文化，爱好钓鱼。

4. 居家情况 与妻子儿子同住，有电梯，使用坐厕及淋浴设施。

5. 患者目标 患者期望尽快恢复生活自理能力。

O：

1. Brunnstrom 分期 右侧上肢 I 级，手 I 级，下肢 I 级。

2. 感觉 患者右侧肢体浅感觉（针刺觉）减退，右侧上肢深感觉（本体感觉和位置觉）减退。

3. 平衡 坐位平衡 1 级，站位平衡 0 级。

4. 肌张力 MAS 评定结果：右上肢屈肘肌 I 级；伸肘、屈腕肌 I$^+$ 级；右下肢大腿内收肌、伸膝肌、跖屈肌 I 级，其余正常。

5. 肩关节半脱位 半横指。

6. 疼痛 右肩关节疼痛，VAS 评分 5 分。

7. ROM 被动关节活动度正常。

8. 转移 大量帮助下完成卧坐转移、床椅转移、坐站转移。

9. MMSE 24 分（定向力 8 分、记忆力 3 分、注意力和计算力 4 分、回忆能力 2 分、语言能力 7 分）。

10. 日常生活能力（MBI） 46/100 分。其中大便：10 分，能控制；小便：10 分，能控制；修饰：3 分，能完成大部分活动，但在某些环节仍需要他人提供帮助；如厕：2 分，能参与，但在整个过程中需他人提供协助；吃饭：10 分；转移：3 分，在某种程度上能参与，但在整个过程中需他人提供协助；活动：3 分，在某种程度上能参与，但在整个过程中需他人提供协助；穿衣：5 分，能参与大部分活动，但在某些过程中仍需他人提供帮助；上下楼梯：0 分，不能；洗澡：0 分，完全依赖。

A：

1. 治疗诊断 由于右侧肢体偏瘫导致日常生活中度依赖，生活需要帮助。

2. 问题列表

（1）右侧上下肢运动障碍。

（2）右侧肢体深浅感觉减退。

（3）平衡障碍。

（4）转移障碍。

（5）肩关节半脱位。

（6）ADL 障碍。

3. 长期目标　1 个月内，患者可借助少量帮助站立，坐位下 ADL 能够自理。

4. 短期目标

（1）最小帮助下完成转移活动。

（2）独立修饰。

（3）坐位平衡 3 级，站位平衡 1 级。

P：

1. 滚筒训练　指导患者 Bobath 握手完成滚筒训练，每组 15～20 个，每天 3 组。

2. Bobath 握手肩上举训练　全关节范围内的 Bobath 握手肩上举，每组 20～30 个，每天 3 组。

3. 转移训练　在治疗师的帮助下，完成各项转移活动，每天 3 次。

4. 修饰训练　在治疗师的指导下，完成穿衣、穿裤训练，每天 3 次。

5. 平衡训练　在治疗师的帮助下，完成平衡功能的训练，每次 10～15min，每天 1 次。

6. 桥式运动　指导完成桥式运动，每组 15～20 次，每天 3 组。

7. 感觉训练　Rood 技术刺激神经肌肉反应；每次 10min，每天 1 次。

8. 物理因子及中医药治疗　低频脉冲电治疗、针刺、中医定向透药疗法，每次 30min，每天 1 次。

？ 思 考 题

1. 在老龄化社会背景下，依据 ICF 体系，分析老年人因视力下降而导致的生活变化。

2. 试述常用的康复治疗方法。

3. 试述按照 SOAP 格式康复治疗记录的内容。

本章数字资源

第四章 康复医学工作方式和流程

第一节 康复医学服务方式

WHO 提出，康复服务的方式有三种：机构康复（institute-based rehabilitation，IBR）、社区康复（community-based rehabilitation，CBR）、上门康复服务（out-reaching rehabilitation service，ORS）。

考点与重点 康复医学的服务方式

一、机构康复

机构康复（IBR）是依托专业康复人才、先进设备及高水平技术，为病、伤、残者提供全面康复服务的模式。其服务场所涵盖康复医学研究机构、康复医院、康复中心、综合医院康复医学科、职业康复中心及特殊教育部门等。机构康复的组织形式包括以下几种。

1. 康复医院（或中心） 康复医院（rehabilitation hospital）或康复中心（rehabilitation centre）一般是指设有病床、护理站及配套的医疗设施，其主体为康复诊断和康复治疗科室，具备专业技术人员组成的康复治疗团队，能为患者提供临床诊断、功能测评、制订和实施康复计划等服务。其规模较大，服务全面，适合病情较重或需要系统康复的患者。

康复中心按其规模和性质又分为综合性康复中心和专科性康复中心。

2. 康复医学科 康复医学科（rehabilitation department）是综合医院或康复医疗机构中专门从事康复医疗的临床科室。通常设有康复门诊及病房，可接受门诊及其他临床科室转诊的患者，主要针对各种功能障碍患者提供全面的康复服务。其分布广、数量大，是康复医疗机构的主体。

3. 康复门诊 康复门诊是单独设立的康复诊疗机构，是多学科合作式门诊，仅提供门诊康复服务，称为康复门诊或日间医院（daycare center）。康复门诊设有康复评定和康复治疗科室等。其规模较小，服务对象主要是病情较轻、无需住院的患者。

4. 疗养院 疗养院是利用所在的自然环境，依照康复的原则，把疗养因子与康复手段结合起来，促进手术后患者、慢性病患者、老年病者及其他伤残者康复的一种康复组织形式。目前，我国以利用矿泉、山林、海滨、湖滨开办的疗养院居多，但是一般离城市较远，不利于病情复杂和急症患者及时得到会诊或转介治疗。其服务范围较广，独立运营，适合慢性病和恢复期患者的康复需求。

5. 长期照顾单位 长期照顾单位是指持续很长时间，甚至是无限期提供一系列健康护理、个人照料以及社会服务的机构。这些单位可以是专门的机构性设施，如养老院、护理院、日间照护中心、康复中心、姑息治疗机构等，也可以是社区和家庭，主要服务对象包括慢性病患者、残障人群、失能或半失能的老年人等。

考点与重点 机构康复的概念及组织形式

二、社 区 康 复

社区康复（CBR）是利用社区内的人力、财力、物力和技术资源，为本地病、伤、残者提供就地康复服务。它注重动员社区、家庭和患者共同参与，以实现医疗、教育、社会和职业等多领域的全面康复目标。

（一）社区

社区（community）是指进行一定的社会活动、具有某种互动关系和共同文化维系力的人类生活群体及其活动区域。

1. 社区的构成　社区是人们生活的基本场所，是社会空间和地理空间的结合，一个社区的构成包括地域（社区区位）、人群（社区人口）、文化维系力（社区文化）及其互动关系（社会活动）四个要素。在我国，基层社区主要包括农村的乡、镇、村，以及城市中的街道、居委会等。

2. 社区的分类　社会学家依照不同的原则对社区进行了分类，按空间的特征分为法定社区、自然社区、专能社区、精神社区等。

3. 社区的功能　包括管理功能、服务功能、保障功能、教育功能、安全稳定功能。在我国农村，基层社区管理组织是村民委员会；在城市，基层社区管理组织是居民委员会。

（二）社区康复的基本原则

1. 社会化原则　社会化的工作原则，是指在政府的统一领导下，相关职能部门各司其职，密切合作，挖掘和利用社会资源，发动和组织社会力量，共同推进相关工作。

2. 社区为本原则　以社区为本，就是社区康复服务必须立足于社区实际，从社区的资源、需求和条件出发，实现社区组织、社区参与、社区支持、社区受益。鼓励社区病、伤、残者及其家庭成员积极参与康复活动，提高自我管理能力等。

3. 低成本、广覆盖原则　社区康复应以较少的人力、物力、财力投入，实现大多数服务对象能够享有服务，即获得较大的服务覆盖面。社区康复服务可以就地就近，就地取材，甚至在家庭中开展训练，不受疗程的限制，可以长期进行，且经济投入相对较少。

4. 因地制宜、分类指导原则　我国地区发展不均衡，各地之间存在较大差异，因此，社区康复应当考虑当地经济发展水平、康复技术和资源、康复对象需求、文化习俗、社会保障政策等因素。

5. 技术实用原则　社区康复所采用的康复技术应便于大多数的康复工作者、康复对象本人及其家属掌握和应用，易懂、易学、易会、易操作，不需要过多地依赖专业设施设备，具备简单化、实用化的特点。

6. 康复对象主动参与原则　社区康复强调康复对象的主动参与，在康复目标的确定、康复计划的制订和实施时需要康复对象本人甚至其家属共同参与，成为康复过程的主体。

（三）社区康复的特点

1. 政府主导与多部门协作　社区康复在中国的发展离不开政府的主导作用。政府通过制定政策、提供资金支持、整合资源等方式，推动社区康复服务的普及和提升。同时，多个部门如卫生健康部门、民政部门、残联等协同合作，形成合力，共同推进社区康复工作。

2. 依托社区资源与家庭支持　社区康复强调充分利用社区内的资源，包括社区卫生服务中心、志愿者组织、社区组织等。这些资源为康复服务提供了基础支持。此外，家庭在社区康复中扮演重要角色，家庭成员的参与和支持对于康复对象的恢复至关重要。

3. 服务内容多元化与个性化　社区康复服务内容不仅包括医疗康复，还涵盖教育康复、职业康复、社会康复等多个方面。根据康复对象的具体需求，提供个性化的康复方案，以满足不同人群的康复需求。

4. 与医疗机构的紧密衔接　社区康复与各级医疗机构之间建立了紧密的转介机制。通过双向转诊，患者可以在社区和医疗机构之间顺畅转移，确保康复服务的连续性。例如，患者在综合医院接受急性期治疗后，可以转至社区康复机构进行恢复期康复。

5. 信息化与创新服务模式　借助现代信息技术，如"互联网+"、远程医疗等，社区康复服务模式不断创新。通过在线康复指导、远程监测等方式，提高了康复服务的可及性和效率。

6. 注重人才培养与队伍建设　社区康复的发展离不开专业人才的支持。近年来，中国加大了对康复治疗师、康复护士等专业人才的培养力度，通过教育培养、岗位培训等方式，提升社区康复服务的专业水平。

7. 社会力量的广泛参与　社会力量在社区康复中发挥着越来越重要的作用。包括社会组织、慈善机构、志愿者等在内的社会力量，通过提供资金支持、志愿服务、技术指导等方式，丰富了社区康复服务的内容和形式。

（四）社区康复的工作目标和工作内容

1. 社区康复的工作目标

（1）实现"人人享有康复服务"：确保所有康复对象能够享受到基本的康复服务，提高其生活自理能力和参与社会生活的能力。

（2）促进残疾人全面康复：通过医疗、教育、职业、社会等方面的综合康复服务，帮助残疾人恢复或提高功能，实现社会融合。

（3）提高康复服务的可及性和便利性：利用社区资源，为康复对象提供就近、便捷的康复训练和服务。

（4）建立完善的康复服务体系：形成覆盖全人群和全生命周期的康复医疗服务体系，确保康复服务的连续性和有效性。

2. 社区康复的工作内容　社区康复贯彻全面康复、重返社会的基本原则，从残疾的预防，到残疾者四个康复领域（医疗康复、教育康复、职业康复、社会康复）的康复都是社区康复要完成的工作。其主要内容包括以下几点。

（1）残疾预防：一是健康教育，开展健康教育活动，普及残疾预防知识，增强社区居民的健康意识，减少残疾发生的风险；通过宣传册、讲座、社区活动等形式，向居民介绍预防先天性和后天性残疾的方法。二是早期筛查，定期组织社区内的健康筛查活动，早期发现潜在的残疾风险因素，及时进行干预；对新生儿、老年人、慢性病患者等重点人群进行定期检查，预防和减少残疾的发生。

（2）医疗康复：一是康复评估，对社区内的残疾人和功能障碍者进行全面的康复评估，了解其康复需求，制订个性化的康复计划；评估内容包括运动功能、ADL能力、心理适应能力等。二是康复训练，提供运动疗法、作业疗法、言语治疗、理疗等康复训练服务，帮助患者恢复功能；结合中医传统康复方法，如针灸、推拿、按摩等，发挥综合康复效果。三是家庭康复指导，为患者及其家属提供康复训练指导，传授康复技术，帮助患者在家庭环境中进行康复训练。

（3）教育康复：一是特殊教育支持，为残疾儿童提供特殊教育支持，帮助其完成义务教育；组织社区内的教育资源，提供个性化的教育康复服务，促进残疾儿童的全面发展。二是家长培训，对残疾儿童的家长进行培训，传授康复知识和技能，提高家庭康复能力。

（4）职业康复：一是职业咨询与培训，为具有劳动能力的残疾人提供职业咨询和就业指导，帮助其选择适合的职业；组织职业技能培训，提高残疾人的就业能力，促进其经济独立。二是就业支持，协助残疾人寻找就业机会，提供就业安置服务，帮助其实现就业。

（5）社会康复：一是心理支持与疏导，通过心理疏导，帮助残疾人树立康复信心，正确面对自身残疾；组织心理咨询和团体辅导，提供情感支持，缓解心理压力。二是社会参与，组织残疾人参与社区活动，改善社区无障碍环境，促进其社会参与；开展文化、体育等社会活动，丰富残疾人的生活，提高其社会适应能力。

考点与重点　社区康复的概念、基本原则、工作目标和内容

三、上门康复服务

上门康复服务（ORS）是一种以患者为中心的康复服务模式，康复专业人员主动前往患者家中或其他居住场所，提供个性化的康复治疗和护理服务。这种服务模式强调根据患者的具体需求和生活环境，制订并实施康复计划，以提高患者的生活自理能力和生活质量。

上门康复服务的主要特点包括以下几个方面。

1. 服务的主动性和便捷性　康复人员主动上门服务，减少了患者往返医疗机构的不便，尤其适合行动不便或居住偏远地区的患者。

2. 个性化和针对性　康复计划根据患者的具体病情、生活环境和康复需求量身定制，能够更好地满足患者的个性化需求。

3. 综合性和全面性　服务内容不仅包括身体功能的康复训练，还涵盖心理支持、家庭护理指导、环境改造建议等多方面内容，以促进患者全面康复。

4. 灵活性和适应性　服务时间和内容可以根据患者的生活节奏和家庭安排进行灵活调整，更好地适应患者的实际需求。

机构康复有较完善的康复设备，有经过正规训练的各类专业人员，有较高专业技术水平，能为康复对象提供系统的康复服务，能解决复杂、疑难问题；但病、伤、残者必须来机构才能接受康复服务，服务面窄，不利于患者与家庭及社会的融合，且费用高。社区康复费用低、服务面大、简便易行，非常适合我国国情；但受场地、设备和技术等条件的限制，对一些病情比较复杂患者的功能恢复需要转介到上级医院或专科康复机构进行康复。上门康复服务成本更高，服务期短，且服务数量和内容均有一定限制，适合特殊情况的个别处理。

机构康复、社区康复、上门康复服务并不互相排斥，而是相辅相成。没有良好的"机构康复"，就难有良好的社区康复；没有社区康复，康复无法覆盖到所有残疾者。

考点与重点　机构康复、社区康复、上门康复服务的优缺点比较

医者仁心

上门服务的"健康守护者"——巴特尔

巴特尔是内蒙古自治区某卫生院院长，他用33年的坚守与奉献，诠释了医者仁心的深刻内涵。1991年，他从医学院毕业后，毅然选择回到家乡，扎根在偏远的宝音图卫生院。巴特尔深知牧民生活的不易——他们居住分散，看病就医极为不便。于是，他主动承担起上门服务的责任，无论白天黑夜、刮风下雨，只要牧民有需要，他总是第一时间赶到。有一次，一位牧民突发疾病，巴特尔接到电话后，立即驱车赶往牧民家中。当时天色已晚，路况极差，但他没有丝毫犹豫。经过一个多小时的颠簸，他终于赶到牧民家中，及时为患者进行了救治。巴特尔不仅为牧民提供医疗服务，还义务充当起牧民生产生活物资的"快递员"。他的足迹遍布6000多平方千米的草原，累计行程超过100万千米，服务牧民群众2万多人次。巴特尔医生用实际行动践行了医者的初心和使命，成为了草原牧民信赖的"健康守护者"。

第二节　康复医学工作方式

康复医学需要采用多学科、多专业协作的方式工作，强调学科间和学科内的合作。因此，康复医学一般采用康复团队或治疗组（team work）的工作方式。

一、学科间合作

康复医学与其他众多学科为实现全面康复的共同目标团结协作，其学科间合作主要有两个方面。

1. 与其他医学学科间的合作　康复医学与神经内科、神经外科、骨科、心血管科、呼吸科、重症医学科等临床医学学科紧密合作，形成了"全院康复"模式。例如，在脑卒中患者的康复中，康复医学科与神经内科、神经外科共同参与患者的早期康复计划制订。康复治疗师在患者急性期即介入，通过物理治疗、作业治疗等手段促进患者肢体功能恢复，同时配合医生的药物治疗和手术干预，利用虚拟现实（VR）和增强现实（AR）技术为患者提供沉浸式治疗，显著提高康复效果。在骨折术后康复中，骨科医生负责手术治疗，康复医学科则通过运动疗法、物理因子治疗等手段，帮助患者恢复 ROM 和肌肉力量。此外，康复医学还与中医科合作，利用针灸、推拿等传统中医技术，结合现代康复治疗手段，为患者提供更全面的康复服务。

2. 与非医学学科间的合作　康复医学与非医学学科间的合作也至关重要，如工程学、营养学、心理学、教育学、社会学等。心理学家通过评估患者的心理状态，为康复治疗提供心理支持，帮助患者克服康复过程中的焦虑、抑郁等情绪障碍。社会工作者则协助患者解决康复过程中可能遇到的社会和经济问题，促进患者的社会适应。营养师为患者制订合理的饮食计划，确保患者在康复过程中获得足够的营养支持。康复医学与生物医学工程结合，开发智能康复设备和辅助器具，提高康复治疗的效率和效果。此外，康复医学与这些非医学学科相互联系、相互渗透、密切合作，甚至形成了许多新学科。如康复医学与工程学结合形成康复工程学，与心理学结合形成康复心理学，与教育学结合形成特殊教育，与社会学相结合形成社区康复等。

在国际合作方面，中国康复医学正逐步走向国际化。通过与 WHO 以及世界神经康复联盟（WFNR）等国际组织合作，中国在康复医学领域积累了丰富的经验。同时，国内高校的康复专业课程也逐步与国际接轨，通过国际认证，培养具有国际化视野的康复人才。"十四五"建设期间，康复医学的发展将更加注重多学科合作和技术创新。通过整合医疗资源，优化康复资源配置，实现优质医疗资源下沉，真正惠及基层社区。

这种多学科合作模式不仅能够充分发挥各学科的优势，还能为患者提供更加全面、个性化的康复方案，促进患者身体、心理和社会功能的全面恢复。

二、学科内合作

康复医学的学科内合作是实现患者全面康复的重要保障，其核心在于整合康复医学内部不同专业领域的资源与技术，形成协同工作的模式，具体体现在以下几个方面。

1. 康复医学学科内多专业协同　康复医学涵盖物理治疗、作业治疗、言语治疗、心理治疗、康复工程等多个专业，这些专业在康复医学内部紧密协作，形成综合康复团队。

2. 康复医疗能力建设与多学科合作　"十四五"建设期间，康复医学重点加强三级综合医院康复医学科、三级中医医院康复科和三级康复医院的康复早期介入、多学科合作能力。例如，推动康复医学与外科、神经科、骨科、心血管科、呼吸科等临床学科紧密合作，强化康复早期介入，将康复贯穿疾病诊疗全过程。此外，康复医学还将与中医特色康复服务相结合，推动康复医疗与康复辅助器具配置服务的深度融合等。

3. 康复医学学科内人才培养与交流　康复医学内部通过跨学科的导师团队联合培养模式，打造高水平的康复专业人才。例如，实行"双导师制"，联合开展科学研究，形成交叉融合的高水平研究方向。这种模式不仅拓宽了研究生的学术视野，还培养了具备多学科交叉思维和能力的复合型人才。"十四五"建设期间，康复医学学科内部强调康复医疗人才的培养，鼓励有条件的院校设置康复治疗学、康复工程学等专业，增加康复治疗专业人才供给。同时，逐步建立以需求为导向、以岗位胜任力为核心的康复医疗专业人员培训机制，提升临床实践能力。此外，还鼓励开展康复医学科医师转岗培训，增加从事康复医疗工作的医师数量。

4. 康复医学资源共享与协作平台建设　康复医学内部通过建立共享平台，促进不同专业人员之间的信息共享和协作。例如，建立电子信息平台，方便团队成员随时查看患者信息、治疗计划和评估结果，提高沟通效率。此外，康复医学还通过远程医疗平台，整合不同模式、不同地域的康复服务网络，优化康复资源配置。"十四五"期间，康复医学通过信息化手段，促进区域间康复治疗资源的共享和协作。例如，搭建康复服务质量监控交流与合作平台，促进各地区康复医学的协同发展。此外，还要推动康复医疗相关产业发展，鼓励研发和创新高智能、高科技、高品质的康复辅助器具产品和康复治疗设备。

通过以上措施，康复医学的学科内合作将更加紧密，形成协同工作的模式，不仅提高了康复效果，还为患者提供了更加全面、个性化的康复服务，推动康复医疗服务高质量发展。

三、康复工作方式——康复团队

根据康复医师与其他专业人员的相互作用，可有四种常见的工作形式：①传统的医疗模式（medical model），没有正式的工作小组；②多学科小组（multidisciplinary team）模式，有时也称为传统的工作小组医疗模式；③交叉学科模式（interdisciplinary model）；④跨学科模式（transdisciplinary model）。康复治疗需要多学科、多专业的共同参与，因此，多学科、多专业人员共同组成的康复团队——康复协作组（team work）是康复工作的主要方式。

一般来讲，康复团队由康复医师担任组长，成员包括物理治疗师、作业治疗师、传统康复治疗师、假肢矫形师、言语治疗师、心理治疗师、康复护士、社会工作者、职业咨询师、文体治疗师、患者或其主要照顾者等。在组长组织协调下，全组成员发挥本学科的技术专长，围绕一个共同目标，即患者的功能最大限度地恢复而互相配合、沟通、协调地完成自己应尽的职责。在患者康复的全过程，全组成员从不同角度对患者进行检查评定，在治疗方案拟订中各抒己见，讨论患者的功能障碍的性质、部位、严重程度、发展趋势、预后和转归，提出各自对策（包括初期、中期、末期评定），最后由康复医师归纳总结为一个完整的、分阶段性的治疗计划，由各专业人员分头实施。

康复团队（康复协作组）由多学科、多专业人员组成，因此需要良好的协调和管理，需要建立相互尊重的关系，需要建立信息共享、相互熟悉的坦诚交流环境，只有这样才能最大限度地发挥协作组成员的协同作用。康复团队（康复协作组）领导者或治疗组会议主持者不是简单地追求康复目标和策略方面的共识，而是应该将自己的知识与经验用于引导团队成员达成共识。一个优秀的康复团队（康复协作组）应具有以下几个基本特征。①环境轻松：活动环境轻松、和谐，参与人员有强烈的主人翁精神。②目标一致：所有参与者都有足够的兴趣和热情，工作目标一致并得到充分理解。③集思广益：所有成员均参加讨论，但主题必须集中。讨论主题事先可进行私下交流，得到所有成员的认可，并在会议前做充分准备。④加强沟通：讨论时有充分的言论自由，允许保留观点，但是不要影响整个治疗措施的实施。意见不一致时，可以通过协商确定相对合理的治疗方案，并在实施过程中不断调整和修正。一般不采用表决方式确定治疗方案。⑤民主集中：会议负责人不主宰会议，但是要组织会议，协调各方面意见，最后形成决议。⑥团结一致：所有成员应该有良好的人际关系，也要与患者及其家属保持良好的关系，共同探求和创造最佳的康复治疗效果。

关于康复团队（康复协作组）工作方法的优缺点，有不同的看法。一般认为其优点是处理全面，技术精良，质量较高；其缺点则是分工过细，需要专业人员太多，康复事业不发达的国家不易办到。此外，协作组需要较好地管理和组织，否则成员之间容易产生相互依赖、脱节、矛盾等现象。

四、康复团队人员职责

（一）康复医师

康复医师（rehabilitation physiatrist）负责对患者进行全面的康复评估，包括病史采集、体格检查、功能评定等，确定患者的康复需求和目标。根据评估结果，制订个性化的康复治疗计划，明确各阶段的康复目标和治疗方案。作为康复团队的组长，协调团队成员的工作，确保康复计划的顺利实施。处理康复过程中出现的医疗问题，必要时调整治疗方案。与患者及其家属进行沟通，解释康复计划和预期效果，增强患者的康复信心。记录患者的康复进展，定期总结评估，为后续治疗提供依据。

（二）物理治疗师

物理治疗师（physical therapist，PT）为患者提供运动疗法，包括 ROM 训练、肌力训练、平衡训练、步态训练等，帮助患者恢复运动功能。运用物理因子（如电疗、热疗、光疗、超声波治疗等）缓解疼痛、促进血液循环、减轻炎症。指导患者进行家庭康复训练，确保患者能够正确执行康复计划。定期评估患者的运动功能恢复情况，记录治疗进展，及时反馈给康复医师。

（三）作业治疗师

作业治疗师（occupational therapist，OT）帮助患者进行 ADL 训练，如穿衣、进食、洗漱、如厕等，提高患者的自理能力。针对手部功能障碍的患者，进行手功能训练，恢复手部的灵活性和协调性。根据患者的需求，适配辅助器具（如轮椅、拐杖、助行器等），提高患者的生活便利性。通过作业治疗活动，帮助患者建立自信，缓解心理压力。记录患者的作业治疗进展，定期向康复医师反馈。

（四）中国传统康复治疗师

中国传统康复治疗师运用针灸、推拿、按摩、拔罐等中医传统康复技术，帮助患者缓解疼痛、改善功能。指导患者进行中医康复训练，如太极拳、八段锦等，促进患者的整体康复。定期评估患者的中医康复效果，记录治疗进展，及时反馈给康复医师。

（五）假肢矫形师

假肢矫形师（prosthetist and orthotist，P&O）根据患者的具体情况，适配假肢、矫形器等辅助器具，确保其舒适性和功能性。指导患者正确使用假肢和矫形器，进行相关训练，提高患者的使用效果。对假肢和矫形器进行定期检查和维护，确保其正常使用。记录患者的假肢矫形器使用情况，定期向康复医师反馈。

（六）言语治疗师

言语治疗师（speech therapist，ST）对患者的言语功能进行评估，确定语言障碍的类型和程度。为患者提供语言训练，包括发音训练、语言理解训练、语言表达训练等，帮助患者恢复语言功能。针对吞咽障碍的患者，进行吞咽功能训练，提高患者的进食能力。记录患者的语言治疗进展，定期向康复医师反馈。

（七）心理治疗师

心理治疗师（psychological therapist）对患者的心理状态进行评估，了解其心理需求和问题。通过个别咨询、团体辅导等形式，帮助患者缓解心理压力，增强康复信心。向患者及其家属提供心理教育，帮助他们更好地应对康复过程中的心理问题。记录患者的心理治疗进展，定期向康复医师反馈。

（八）康复护士

康复护士（rehabilitation nurse）为患者提供基础护理服务，包括生活护理、伤口护理、药物管理等。协助康复治疗师进行康复训练，确保患者的安全和舒适。向患者及其家属提供康复护理知识，指导其进行家庭护理。记录患者的护理情况，定期向康复医师反馈。

（九）社会工作者

社会工作者（social worker，SW）为患者提供社会支持，帮助其解决生活中的实际问题，如经济困难、家庭矛盾等。整合社会资源，为患者提供必要的帮助和服务，如申请救助、联系志愿者等。组织患者参与社会活动，促进其社会融入。记录患者的社会支持情况，定期向康复医师反馈。

（十）职业咨询师

职业咨询师（vocational counselor）对患者的劳动能力进行评估，确定其职业康复需求。为患者提供职业培训和就业指导，帮助其恢复职业能力。协助患者寻找就业机会，提供就业安置服务。记录患者的职业康复进展，定期向康复医师反馈。

（十一）文体治疗师

文体治疗师（recreational therapist，RT）通过组织患者（特别是老人和儿童残疾者）参加适当的文体活动，促进身心康复并重返社会。了解和评定患者的生活方式特点、业余爱好、兴趣、社交能力、情绪行为等特点。根据诊断及上述评定，制订患者的文体活动治疗计划。组织患者参加对身心功能有治疗意义的文娱活动，如游戏、文艺表演、音乐欣赏、电影欣赏、室内球类活动（台球、保龄球等）。组织患者参加治疗性体育运动、残疾人适应性体育运动，如乒乓球、轮椅篮球、游泳、羽毛球、划船等。组织患者走向社会到医院外参加有趣的或有意义的社交活动，如到购物中心或百货公司购 物，旅行参观，参加夏令营活动、社区俱乐部活动和节日庆祝活动，促进患者与社会结合。指导患者建立均衡的、健康的生活方式，在如何利用业余闲暇时间、如何养成健康与休闲的消遣习惯上提供咨询。

医者仁心

一诺一生，妙手仁医——路生梅

1968 年，24 岁的路生梅从北京第二医学院毕业，响应国家号召，只身前往陕北佳县。面对艰苦的环境和落后的医疗条件，她没有退缩，而是许下"为佳县人民服务五十年"的承诺。

在佳县，她目睹了因医疗知识匮乏而导致的悲剧，决心推广新法接生，改变当地医疗状况。她白天坐诊出诊，夜晚在煤油灯下学习，掌握了多科医学知识，成为医院的"多面手"。1983 年，路生梅在佳县人民医院创办儿科，成为首任儿科主任，培养了 50 多名专业儿科医护人员。尽管多次有机会离开，但她始终坚守初心，践行承诺。

1999 年退休后，路生梅拒绝高薪聘请，继续留在佳县义诊，践行"生命不息，服务不止"的信念。她的故事告诉我们，医者不仅要有精湛的医术，更要有坚定的信念和无私奉献的精神。希望同学们以路生梅为榜样，牢记医者的使命，为人民的健康事业贡献力量。

（十二）患者与其主要照顾者

患者应积极参与康复治疗过程，执行康复计划，配合康复团队的工作。其主要照顾者要及时向康复团队反馈患者的康复情况和需求，促进康复计划的调整和优化；在家庭环境中为患者提供必要的支持和帮助，确保康复训练的连续性；记录患者的康复进展，定期向康复医师反馈。

通过以上各成员的分工协作，康复团队能够为患者提供全面、个性化的康复服务，帮助患者恢复功能，提高生活质量，促进其全面康复和社会融入。

考点与重点 康复团队人员职责

第三节　康复医学工作流程

康复工作是一个系统化的工程，需遵循一定规律，有步骤、有计划地进行。现代康复医学理论认为，康复医学不仅是临床医疗的延续，更应与临床医学同步展开，需要从医疗的第一阶段介入。实践也证明了康复工作开始得越早，其功能恢复得就越好。因此，康复工作必须从疾病的早期进行，直至患者回归家庭或社会。急性期的康复一般只进行 1～2 周；其后需要经过相当长时间的系统、全面康复治疗，时间可能为数周、数月至数年，帮助患者激发最大潜能，获得最大限度的活动能力和社会参与能力，进而提升生存质量，实现回归家庭、恢复工作能力直至回归社会的目标。

在康复过程中，部分患者可能仅经历某一阶段即可恢复工作能力，而有些患者经长时间努力后仍无法生活自理，需终生依赖他人协助。因此，康复流程中的各类机构均需配备完善的康复服务设施，以满足患者需要。从医疗机构层面看，康复病房、康复门诊和社区康复各有侧重，其工作内容与流程也存在差异。

一、康复病房工作流程

康复病房一般拥有一支专业化的康复团队，其人员分工较细，专业技术水平较高，有着较强康复治疗实力，康复对象大多是病情不稳定、功能障碍较重的患者。其康复流程主要包括以下几个阶段：患者入院—信息采集—建立病案—初期评定—制定方案—实施方案—中期评定—调整方案—末期评定—患者出院。从入院时就需要掌握患者的全身状况、心理状态、一般情况等，建立病案，成立康复治疗协作组。在制订康复计划前，先进行功能评定（初期评定），掌握患者各种功能障碍程度、致残原因、残存功能和康复潜力，并以此为依据，预测康复的预后，拟订患者康复的长、短期目标及康复计划，制订行之有效的康复治疗方案，实施康复治疗。康复治疗到一定阶段后再次评定（中期评定），判定治疗效果，更改短期目标，调整治疗计划，制订新的治疗方案，继续康复治疗。通过反复再评定，确认患者恢复已达最佳状态。治疗结束后，对患者进行一次全面的评定（末期评定），以便决定患者今后的去向。功能恢复到可从事某种职业即回归社会，或者回归家庭。康复病房部分病情稳定的患者转康复门诊治疗或进行社区康复。

康复病房工作流程如下。

1. 患者入院　患者办理入院手续，进入康复病房，医护人员接诊，安排病床。

2. 信息采集　康复医师接诊后，对患者进行信息采集和全面细致的临床以及康复专科检查，根据患者的病情下达医嘱。

3. 建立病案　为患者建立电子病案。康复治疗师接到康复医师的医嘱治疗单后，及时到病房了解患者的基本病情及功能状态，为后续治疗做准备。

4. 初次评定　是对患者身体状态进行专业的功能评定，旨在了解患者肢体功能障碍的性质、严重程度，为下一步制订康复措施提供依据。

5. 制订方案 根据评定结果，制订个性化的康复治疗方案。

6. 实施方案 按照康复治疗方案，对患者进行康复治疗。治疗过程中，可能会根据患者的反应和进展情况进行调整。

7. 中期评定 患者治疗一段时间后，治疗师需对患者的治疗情况进行总结，判断治疗效果以及患者仍然存在的问题，为下一步的调整治疗措施提供依据。

8. 方案调整 根据中期评估结果，对康复治疗计划进行相应的调整，对患者继续进行康复治疗，以确保治疗效果。

9. 末期评定 患者出院前结束治疗时进行，目的是判定治疗效果，对仍然遗留的问题提出进一步解决或改善的方法和建议。

10. 患者出院 患者达到治疗效果，结束住院治疗，办理出院手续，提供出院指导及支持，或推介到社区康复机构继续康复治疗。必要时进行出院后随访。

综上所述，康复病房工作流程是一个系统而细致的过程，旨在通过专业的康复治疗和护理，帮助患者恢复功能，提高生活质量，最终回归家庭或社会。

二、康复门诊工作流程

康复门诊的对象大多是功能障碍相对较轻、病情稳定、不需住院治疗的患者，或者是住院患者好转出院后转入门诊康复的患者。门诊康复工作的流程与康复病房工作流程区别在于是否住院，其他工作基本相同。

康复门诊工作流程主要包括以下几个步骤。

1. 患者就诊 患者至康复门诊就诊。

2. 接待登记 前台工作人员接待患者，询问并记录患者的基本信息，如姓名、年龄、性别、病史等。

3. 医生接诊 根据患者的基本信息和主诉，前台工作人员为患者安排相应的医生或治疗师进行接诊。

4. 全面评估 医生或治疗师对患者进行全面的身体和心理评估，包括病史询问、体格检查、神经检查、功能测试等，以全面了解患者的病情和康复需求。

5. 制订方案 根据评估结果，医生或治疗师为患者制订个性化的康复治疗方案，包括物理治疗、作业治疗、言语治疗、心理治疗等。

6. 实施治疗 按照康复治疗方案，对患者进行康复治疗。

7. 定期评估 在治疗过程中，定期对患者的治疗效果进行评估，以了解患者的康复进展和存在的问题。

8. 调整方案 根据评估结果，如有需要，对康复治疗方案进行调整，以确保治疗效果。

9. 末期评估 在治疗结束后，对患者进行末期评估，总结治疗效果，并提出进一步的康复建议。

10. 指导支持 对患者及其家属进行康复指导，包括日常生活习惯、功能锻炼方法、心理调适等方面的指导，并提供必要的心理支持。

11. 患者出院 根据患者的康复情况，安排患者出院或转介到其他康复机构或社区继续治疗。必要时进行随访与跟踪，了解患者的康复进展和存在的问题，并提供必要的指导和支持。

以上流程确保了康复门诊能够为患者提供全面、专业、个性化的康复治疗服务。

康复病房工作及康复门诊工作流程见图4-1。

```
                        ┌──────────┐
                        │ 患者就诊 │
                        └────┬─────┘
         ┌───────────────────┴───────────────────┐
   ┌──────────┐                            ┌──────────┐
   │ 住院治疗 │                            │ 康复门诊 │
   └────┬─────┘                            └────┬─────┘
   ┌──────────┐                            ┌──────────┐
   │ 医护接诊 │                            │ 接待登记 │
   └────┬─────┘                            └────┬─────┘
   ┌──────────┐                            ┌──────────┐
   │ 信息采集 │                            │ 医生接诊 │
   └────┬─────┘                            └────┬─────┘
   ┌──────────┐                            ┌──────────┐
   │ 建立病案 │                            │ 全面评估 │
   └────┬─────┘                            └────┬─────┘
   ┌──────────┐                            ┌──────────┐
   │ 初次评估 │                            │ 制定方案 │
   └────┬─────┘                            └────┬─────┘
   ┌──────────┐                            ┌──────────┐
   │ 制定方案 │                            │ 实施治疗 │
   └────┬─────┘                            └────┬─────┘
   ┌──────────┐                            ┌──────────┐
   │ 实施方案 │                            │ 定期评估 │
   └────┬─────┘                            └────┬─────┘
   ┌──────────┐                            ┌──────────┐
   │ 中期评估 │                            │ 调整方案 │
   └────┬─────┘                            └────┬─────┘
   ┌──────────┐                            ┌──────────┐
   │ 调整方案 │                            │ 末期评估 │
   └────┬─────┘                            └────┬─────┘
   ┌──────────┐                            ┌──────────┐
   │ 末期评估 │                            │ 指导支持 │
   └────┬─────┘                            └────┬─────┘
         │                                       │
   ┌──────────┐                          ┌────────────┐
   │ 患者出院 │                          │ 社区康复机构 │
   └────┬─────┘                          └──────┬─────┘
         └─────────────────┬───────────────────┘
                    ┌──────────────┐
                    │ 回归家庭或社会 │
                    └──────────────┘
```

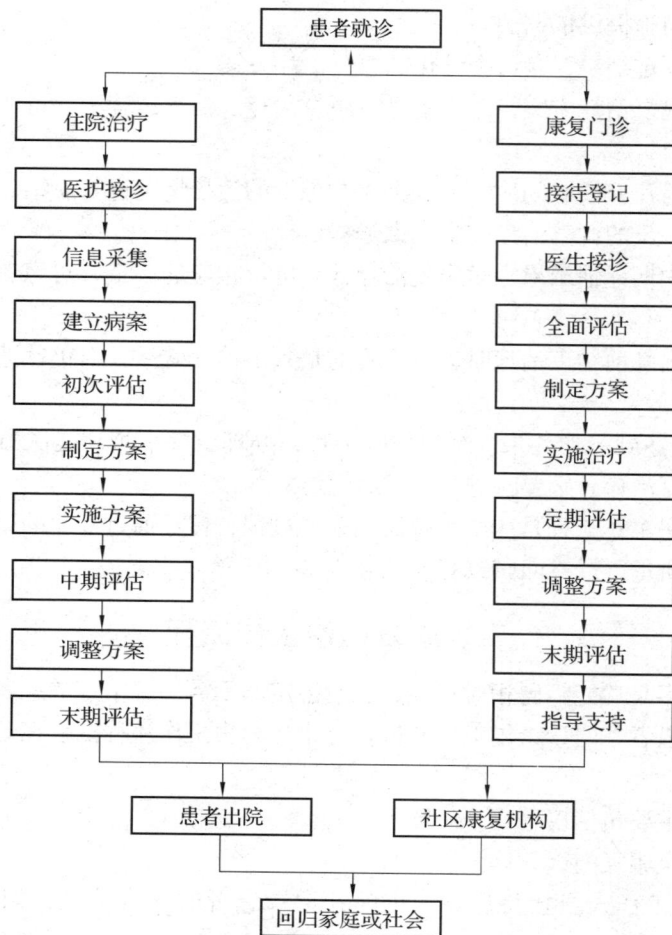

图 4-1　康复病房及康复门诊工作流程

三、社区康复工作流程

社区康复的主要服务对象是残疾人、老年人、存在功能障碍的慢性病患者、有康复需求的社区人群等。因此，社区康复工作需要多部门的参与，各司其职、密切配合、共同推进。社区康复的各项计划和服务是否能切实落实，直接关系到残疾人和其他康复对象能否得到全面有效的康复服务。做好社区康复训练与服务，关键在于把握好各项工作环节的衔接，有序地开展工作。社区康复工作流程大体为：建立社会化工作体系→制订工作计划→建立工作队伍→培训社区康复人员→调查社区康复资源和残疾人康复需求→组织实施→检查评估。

社区康复工作流程如下。

1. 建立社会化工作体系　这包括组建康复工作团队，明确各成员的职责，如管理人员、康复指导人员、基层康复人员、志愿工作者等，并确保他们之间的密切配合。

2. 制订工作计划　依据国家社区康复计划，结合当地实际情况，制订具体、可行的社区康复工作计划。计划应明确任务目标、主要措施、实施进度、统计检查及经费保障等，并制订相应的年度计划以指导日常工作。

3. 建立工作队伍　建立社区康复工作队伍是一个系统而细致的过程，关键在于明确各成员的职责并确保他们之间的有效协作。社区康复工作队伍通常包括以下几类人员。

（1）康复医师：负责整体治疗计划的制订和监督，评估患者的康复需求，制订个性化的康复方案。

（2）物理治疗师：负责帮助患者通过物理疗法改善运动功能，提高生活自理能力。

（3）作业治疗师（也称职业治疗师）：专注于患者日常生活技能训练，设计特定的康复活动，帮助患者更好地融入社会。

（4）言语治疗师：针对有语言、吞咽和沟通能力障碍的患者，制订治疗方案，帮助他们恢复正常的交流和进食能力。

（5）心理咨询师或心理治疗师：为患者提供心理支持和心理治疗，帮助他们应对疾病带来的心理压力和情绪困扰。

（6）社会工作者：负责协调患者的社会资源，提供社会支持，帮助患者融入社会。

（7）康复护士：负责患者的日常护理和协助康复治疗，监测生命体征，执行医嘱，记录康复进展。

（8）基层康复员：在社区层面，负责指导和监测残疾人进行家庭康复训练，登记训练对象，如实记录训练情况。

此外，可根据工作需要纳入营养师、康复工程师、康复协调员等专业人员。

4. 培训社区康复人员　对参与社区康复工作的人员进行培训，提高他们的专业技能和服务水平。培训内容应包括康复评估、康复训练、心理支持等方面的知识和技能，以确保他们能够有效地为康复对象提供服务。

5. 调查社区康复资源和残疾人康复需求　对社区内的康复资源进行全面的调查，了解现有资源的情况，如康复机构、特教学校、心理咨询部门等。同时，对社区内的残疾人进行康复需求调查，包括他们的疾病史、残疾史、康复需求等方面的信息，为制订个性化的康复计划提供依据。

6. 组织实施

（1）患者登记和评估：登记康复对象基本信息、疾病病史以及康复史的登记，使用 ADL 评定量表、社会支持评估表、抑郁焦虑自评量表和认知功能评估量表等工具对康复对象进行全面评估，明确康复重点和难点。

（2）制订康复计划：根据评估结果，为康复对象制订个性化的康复计划，包括康复目标、训练内容、训练频率等。

（3）选择适宜的训练项目：根据康复对象的具体情况，选择适合的训练项目，如生活技能训练、运动康复训练、言语康复训练和职业康复训练等。

（4）指导进行康复训练：由基层康复员指导和帮助康复对象进行康复训练，并做好训练记录。在训练过程中，要充分调动康复对象的积极性，帮助他们战胜困难。

7. 检查评估　对社区康复工作进行全面、客观的检查评估，包括组织管理、实施情况、康复对象的康复效果和社会效果等方面。根据评估结果，及时调整康复计划和工作方法，以确保康复工作的持续改进和优化。

通过以上步骤，社区康复工作能够有序、有效地进行，为康复对象提供全面、个性化的康复服务，帮助他们恢复健康、提高生活质量。

总的来说，社区康复工作流程是一个持续动态调整的过程，旨在为患者提供全方位的康复服务，帮助其恢复健康、提高生活质量。

四、康复临床工作路径

康复临床工作路径是指为患者提供连续、系统且标准化的康复治疗方案的过程，旨在促进患者康复。临床路径的建立是现代医院质量管理的一种手段，也是医院内部多学科合作的结果。康复医学在我国处于发展阶段，此项工作尚未广泛开展。保障康复医疗质量，不仅需要强有力的科室管理制度，更需要一套完善的临床操作规范。为了促进学科的发展，与国际接轨，建立康复常见疾病的临床路径非常重要。对于康复医学病房或中心的治疗质量管理，临床路径的制订尤其重要。建立康复临床路径既能提高康复医疗质量，控制康复医疗成本，又能提升患者的满意度。

医者仁心

全周期康复临床路径的构建者——贾杰教授

　　贾杰教授是某医院康复医学科副主任，硕士生导师及博士生导师，国家重点研发计划项目首席科学家。她在脑卒中患者上肢手的康复方面提出了创新康复理论，形成多种基于原创康复理论且具备循证依据的康复治疗范式，应用自主研发的康复技术设备，提升了脑卒中患者的临床疗效。她还围绕老年人常见疾病与功能障碍，构建全周期康复临床路径，形成了信息化、全周期的临床－康复－护理衔接流程和规范。建立了全国全覆盖的规范化老年康复体系，解决老年临床康复难题。

　　康复临床工作路径主要包括下面几个方面。

　　1.康复评估　对患者进行全面评估，包括身体功能、认知能力、心理状态等方面，以确定康复治疗的重点和目标。评估内容可能涉及生命体征、饮食睡眠等基本情况，以及针对特定疾病的专科评定，如意识状态、运动功能、感觉功能、言语功能、吞咽功能、认知功能等。

　　2.制订康复计划　根据评估结果，制订个性化的康复治疗计划，包括康复目标、治疗方法、康复时间等。康复计划应充分尊重患者的意愿和需求，保障治疗方案的合理性和可行性。

　　3.实施康复治疗　依照康复计划进行康复治疗，治疗方法可能包括物理疗法（如运动疗法、物理因子治疗等）、作业疗法、心理支持等。在治疗过程中，医务人员应密切监测患者的反应和进展，及时调整治疗方案。

　　4.定期评估和调整　定期评估患者的康复进展，根据评估结果进行治疗方案的优化和调整。这一步骤是确保康复治疗持续有效性的关键。

　　5.出院和康复指导　根据患者的康复情况，确定出院时间，并提供康复指导，帮助患者持续进行康复活动。康复指导可能包括家庭康复计划、日常注意事项、复诊安排等。

　　此外，康复临床工作路径的制订订应基于患者的病情、康复需求和治疗目标，并充分考虑患者的社会心理因素。在实施过程中，医务人员应与患者及其家属保持密切沟通，确保他们充分了解治疗方案并积极配合。

　　值得注意的是，康复临床工作路径会因医疗机构、病种和患者的具体情况而有所不同。因此，在制订和实施康复临床工作路径时，应充分考虑实际情况，确保方案的针对性和有效性。

第四节　康复结局

　　康复结局是指患者经过系统的康复治疗后，其健康、功能和生活质量所处的一种状态。康复结局是评价康复治疗是否有效的重要指标，反映了康复治疗的最终效果。康复结局不仅关注患者的身体健康状况，还包括患者的心理、社会参与等方面。具体体现为功能障碍的恢复、生活自理能力的提高、回归社会的能力等方面。通过对康复结局的评定，既能了解患者的康复进展，为后续的康复治疗提供依据，又能帮助医务人员调整和优化治疗方案，以更好地满足患者的康复需求。

　　康复结局通常用于三个既相互关联又有所区别的方面。①生活结局：指功能恢复情况和生活质量；②生活质量：指在与健康相关的生活方面与躯体健康或已知的精神疾患有逻辑关系的经验或功能；③医疗结局。

　　康复结局是与康复治疗有关的功能或生活的一个方面，并非自然恢复和适应（退化）的作用结局。"康复结局"与所接受的治疗之间存在因果关系。康复可以改善患者生活质量的某些方面，但医疗康复并不必然对患者的生活产生巨大的、全面的改善，也无需完全承担这方面的责任。医疗康复主要针对与健康相关的生活质量部分，而非患者的整体生活质量。区分生活结局和治疗结局的概念是对康复结局达成共识的基础。

通过康复评定的结果，确定康复结局。由于评定方法、结论和角度不同，得出的结果也会有所差异，但主要表现在功能障碍恢复、生活自理以及回归社会的情况。

医者仁心

中国康复医学第一人——励建安

　　励建安是心血管疾病运动与康复专家，神经阻滞和脊髓损伤康复专家，在康复医学领域具有深厚造诣和广泛影响力，被誉为"中国康复医学第一人"。励教授长期致力于康复医学的创新研究和学科发展。在五十余年的从医生涯中，励教授救治了众多因脊椎刺伤致肢体畸形的儿童、伤了脊椎不能行走的青年患者，以及"被判"要在轮椅上度过余生的国际病患。他以精湛医术重塑患者功能，以仁心仁术点燃生命希望。其开创的康复体系虽非传统急救医学，却通过系统性功能重建，深刻改变了无数患者的人生轨迹，彰显了康复医学的独特性。

康复结局的评定关系着医生对患者康复治疗结局预后的预测，这是患者、患者家属和医师最关心的事情。康复结局评定需要着眼于整体的功能评定，即涵盖身体结构、身体功能、活动与参与以及环境因素等范畴，有利于康复方案决策制订。此外，目前康复医疗领域对康复结局的评定的理解不再局限于ADL能力的评定，还扩展到认知功能、生活质量、心理、社会环境等因素相互作用，以及医疗过程中的服务质量，如服务项目的可获得性和提供服务的满意度等。由此，医师可根据病情制订治疗方案，家属和患者对其将来的病情如何也可做到心中有数。

康复治疗和结局之间的关系：①康复治疗的时间开始越早结局越好；②康复治疗越系统与规范结局越好；③患者与家属配合康复治疗的主动性、依从性越好结局越好；④患者并发症和合并症预防和处理得越好结局越好；⑤康复疗程越充足结局越好。

一、康复结局评定常用量表

康复结局评定要全面反映生活结果、健康状况、治疗结果三个方面的情况。评定量表的选择应依据患者的病情、功能障碍的程度和康复治疗的目标综合分析确定，选用适当的评定量表评定。康复结局评定目前仍缺乏"金标准"，在康复结局评定工具上的选择尚未达成共识。康复治疗结果评定常用量表举例见表4-1。

表4-1　康复治疗结果评定常用量表举例

评定内容	生活结果	健康状况	治疗结果
常用量表	生存质量评定： 健康质量指数（QWB） 生活满意度量表（SWLS）	疾病影响评定： 疾病影响程度量表（SIP） 健康调查简表SF36（MOS-SF36）	功能评定： 功能独立性评定量表（FIM） 巴氏指数Barthel Index（BI） Fugl-Meyer量表（适用脑卒中患者） 美国脊髓损伤协会损伤分级量表（ASIA） （适用脊髓损伤患者）

二、康复结局评定的时间

康复结局评定的时间选择因患者而异。为了使康复评定结果符合患者的实际情况，更精确，应在以下的时间进行。

1. 在康复治疗的结果处于持久不变的状态时，可在此期间进行康复结局评定。

2. 在整个康复治疗结束后一段时间之内评定，此评定结果能反映康复治疗效果。

三、康复结局评定的作用和目的

1. 有助于临床决策。
2. 有助于预测康复效果。
3. 有助于评估康复方案的合理性。
4. 有助于相关部门和人员间的交流。
5. 有助于总结经验教训，提高康复医疗质量和服务水平。
6. 有助于宣传介绍推广康复医疗服务。
7. 可提供进一步研究康复医疗成本—效益的参考。

四、影响康复结局评定的相关因素

康复结局评定的结论常受多方面因素影响，致使评定数据存在差异。为做出正确、客观的评定结论，应尽量减少这些影响因素的干扰。常见的影响因素如下。

1. 目标方向对评定的影响　康复目标和结局评定紧密相关，目标分为短期目标和长期目标，由于各阶段所运用的各种治疗方法在结局评定的标准上存在不一致的情况，这不仅直接影响康复计划的实施，还会导致康复过程中各种康复治疗手段的应用出现混乱。评定标准常常采用残留功能的改善或残疾的恢复作为依据，但因残留功能的改善和残疾恢复所采取的康复措施不同，因此这两者的目标往往难以统一。

2. 个体因素对评定的影响　康复结局和个人状况如年龄、职业、教育程度、心理状态、经济状况等有直接关系；不同的个人状况，会使康复结局千差万别。康复的对象往往是永久性或进行性功能障碍者，如完全性脊髓损伤、反复发作的脑卒中、多发性硬化等患者，这些患者的功能障碍是多方面的，包括身体、心理和社会生活等方面，进而导致其生活质量下降。

3. 评定结局的工具的影响　康复实际工作的复杂性和多样性，决定了评定结局的工具也具有多样性，而评定工具不同会影响康复结局的评定。康复结局的评定往往是采用各种评定量表，主观性较强，不同评定者可能会得出不同的结果，从而影响结局评定。

五、康复患者的疗效评定

康复医学面对的是日常生活能力或就业能力部分或完全丧失的患者，很难用治愈的标准来衡量，因此常采用下列的评定方法。

1. 疗效的标准　是根据治疗前、后的功能独立状态进展情况来确定的，而功能独立状态则根据 ADL 能力评定中完全能够独立的项目占总项目的百分比来确定。疗效评定的标准如下。

（1）完全恢复：治疗后的功能独立状态达到完全独立水平，ADL 能力达到完全独立水平。

（2）显著有效：治疗后的功能独立状态虽然达不到完全独立水平，但其级别较治疗前进步 2 级或 2 级以上，或者进步虽未达到 2 级，但单项已达到 FIM 评定中有条件的、独立的水平。

（3）有效：治疗后的功能独立水平较治疗前仅进步 1 级，且达不到有条件的独立水平。

（4）稍好：治疗后 ADL 能力评分虽有增加，但功能独立级别达不到进级水平。

（5）无效：治疗后的功能独立水平较治疗前比较无变化。

（6）恶化：治疗后的功能独立水平较治疗前下降。

（7）死亡：治疗失败，患者死亡。

2. 疗效评定时所依据的功能独立水平

（1）完全独立。

（2）有条件的独立。

（3）需要不接触身体的独立。

（4）需要少量接触身体的独立。

（5）需要中度的辅助。

（6）需要大量的辅助。

（7）完全依赖。

六、康复结局评定的模式

结局评定的模式可归纳为表 4-2。

表 4-2　结局评定模式

		残损		残疾	残障
结局分析	评定范围	1）残损类别： 骨骼 智力 神经 心理 听觉 视觉 内脏 容貌 综合损伤、感觉	2）残损所致功能受限： 身体部分 感觉器官 心理、行为 交流能力 环境适应 其他	运动能力 个人保健 身体姿势 灵巧度 行为 交流能力 境遇 特别技能 其他活动限制	经济上的自足 职业 可动性 身体的独立性 社会的融合 定向 其他
	本评定标准举例		活动范围 疼痛 肌力 重复运动	问卷 操作测试 各项技能调查表	轮椅行进距离 社会接触 就业状况
	结局分级	1）规定用 ICIDH 作为 分类法规	2）一般功能能力： 功能健全 功能受限/减弱 功能丧失	1）依赖性/独立性： 操作无困难 操作有困难 需要辅助器具进行操作 需要他人帮助进行操作 依赖性 需要外部加强才能工作 能力完全丧失 2）完成任务的质量： 正常 减少/降低 操作能力缺失	财政状态/所需支持的水平 社会角色（职业、职务等） 生活安排 需要帮助的程度 社会活动类型/频度
干预手段		医疗和康复治疗		适应性的设备和环境的修改	社会服务和社会政策

❓ 思 考 题

1. 社区康复与机构康复的主要区别是什么？

2. 康复团队中各成员的主要职责是什么？请列举至少三种成员及其职责。

3. 社区康复的基本原则有哪些？请列举并简要说明。

本章数字资源

第五章　康复医学诊疗工作常规

为了促进康复医学诊疗管理的标准化、科学化、规范化，全面提高康复医学的整体工作水平，加强康复门诊、康复病房、各治疗室的工作程序和内容，需要制定康复医学门诊、病房、各治疗室的工作规范，使得康复医学从业人员在工作中有章可循。

第一节　康复门诊

一、接　　诊

（一）一般接诊流程

1. 康复医学科医师在接待门诊或转诊患者时，首先应详细询问患者的一般资料、相关病史，进行一系列相应的体格检查、功能评估、必要的实验室检查和影像学检查，通过分析得出明确诊断后，提出合理的康复治疗方案，同时在门诊病历上详细书写和记录，内容包括处置方法和本科室治疗项目，然后开具治疗单，患者缴费后前往相应治疗室进行治疗。对于需要住院的患者则由康复医师开具住院证，协助其办理相关手续并收入康复病房。对于不适宜在本科室进行治疗的患者，应及时建议患者转诊至其他相关科室，进一步就诊。

2. 康复医学科门诊同时也接收由临床各科室医师确诊后需要开展康复治疗的患者，一般由临床科室医师在门诊病历上写明临床诊断和转诊意见，嘱咐患者再次挂号后到康复医学科门诊就诊，经康复医学科医师接诊进行相应检查确认后，制订康复治疗方案，患者前往相应治疗室进行治疗。

3. 康复门诊患者如果中途停止治疗达 1 周以上，需经本科室医师复查，明确是否仍按原方案治疗，或重新制订治疗方案后才能继续治疗。

4. 患者凭治疗单、缴费凭据前往治疗室就诊，治疗师接到治疗单后进行相应的记录，对具体的治疗时间进行安排，告知患者治疗期间的权利和义务，按照治疗方案给患者进行相应的治疗，并记录治疗情况和患者反应。

5. 当疗程结束后，治疗师需对患者的治疗效果和病情变化开展初步的评估，并引导患者到本科室门诊医师处进行复查，由医师决定是否需要继续进行治疗。

6. 在治疗过程中，康复医学科医师应对接受治疗的患者进行定期复查，了解治疗效果及病情变化，及时调整治疗方案，并对复查情况进行记录。

考点与重点　康复门诊的一般接诊流程

（二）常见疾病康复的接诊

由于所产生的功能障碍性质不同，不同类型的疾病在诊疗思路和流程上，特别是康复评定内容和侧重点存在明显差别。下面将以最常见的神经科疾病和骨科疾病为例，对相关问题进行简单的介绍。

1. 神经科康复常见疾病　包括脑卒中、颅脑损伤、脑性瘫痪、脊髓损伤等。

（1）脑卒中：脑卒中是指急性发病，迅速出现局限性或弥漫性脑功能缺失征象的脑血管性临床事件。其发病率、致残率、复发率高，给社会及家庭带来沉重负担。康复门诊主要接诊的是早期病情相对稳定和恢复期的脑卒中患者，主要功能障碍表现为偏瘫、失语、意识障碍、感知觉障碍、认知功能障碍等。针对脑卒中患者开展的康复评定主要包括脑损伤严重程度的评定、运动功能障碍评定、ADL 能力评定、感知觉功能评定等。其中，脑损伤严重程度的评定一般采用格拉斯哥昏迷量表（Glasgow coma scale，GCS）和脑卒中患者临床神经功能缺损程度评分标准（Modified Edinburgh-Scandinavian Stroke Scale，MESSS）。运动功能障碍评定主要采用 Brunnstrom 偏瘫功能评定法、Fugl-Meyer 法、上田敏法、运动评估量表（MAS）、肌力评定、肌张力评定等。ADL 能力评定主要采取改良 Barthel 指数分级量表和功能独立性评定量表（FIM）。感知觉功能评定主要评定浅感觉、深感觉、复合感觉、失认症和失用症等。此外，根据患者实际病情，还可能需要开展言语功能评定、认知功能评定、吞咽功能评定等。

（2）颅脑损伤：颅脑损伤是由于暴力作用于头部所造成的一种严重创伤，包括脑震荡、脑挫伤与脑撕裂伤、颅内血肿等。颅脑损伤后患者遗留有肢体残疾、心理及社会残疾，严重影响患者的经济、家庭生活和工作。故而，积极有效的康复治疗对患者家庭和社会意义重大。康复门诊主要针对颅脑损伤的后遗症进行治疗，颅脑损伤患者的康复评定主要包括脑损伤严重程度的评定、认知功能障碍评定、运动功能评定、言语功能障碍评定、行为障碍评定、颅脑损伤功能预后的评定、吞咽功能障碍评定、情绪障碍评定等。脑损伤严重程度评定一般采用 GCS 评定及盖尔维斯顿定向遗忘试验（Galveston orientation and amnesia test，GOAT）。认知功能障碍评定主要采取认知障碍的成套测验及记忆、注意、思维和严重认知障碍的评定等；鉴于颅脑损伤患者多伴有认知功能障碍，ADL 能力评定常采用 FIM 量表评定；颅脑损伤功能预后评定采用格拉斯哥预后评分，其他评定内容可参考上述脑卒中的评定。

（3）脑性瘫痪：简称脑瘫，是造成儿童运动功能伤残的主要疾病之一。引起脑瘫的原因多种多样，既有产前的因素，又有分娩时及出生后的许多因素。脑瘫是自受孕开始至婴儿时期非进行性脑损伤和发育缺陷所导致的综合征，其主要表现为运动功能障碍和姿势异常，常伴有智力、言语、视听觉等多种障碍。康复门诊针对脑瘫的康复评定主要包含身体发育情况评定（身高、体重、营养状况、体格检查等）、肌力评定、肌张力评定、平衡协调功能评定、神经反射发育评定（原始反射、姿势反射、矫正反应、保护性反应）、智力评定、言语功能评定、感知觉功能评定、ADL 能力评定等。

（4）脊髓损伤：脊髓损伤是指各种致病因素（外伤、炎症、肿瘤等）引起的脊髓的结构和功能的损害，造成损害平面以下的脊髓神经功能（运动、感觉、括约肌及自主神经功能）障碍。康复门诊针对脊髓损伤的康复评定包括脊髓休克评定、神经损伤平面的评定、损伤程度分级残损指数、运动功能评定、ADL 评定等。其中，运动功能评定则包括残存肌力评定、肌张力评定（采用改良的 Ashworth 痉挛评定量表）等。ADL 评定常采用改良 Barthel 指数量表进行评估，四肢瘫痪者则采用四肢功能指数（QIF）进行评估。其他的评定内容还包括心理社会功能评定、职业能力评估、心肺功能评定、功能恢复预后评估等。

2. 骨科康复常见疾病　包括骨折、骨性关节炎、颈椎病、肩关节周围炎、腰椎间盘突出症等。

（1）骨折：骨折是由暴力作用或骨骼疾病引起的一种骨结构的连续性完全或部分断裂的疾病。骨折的愈合主要包括血肿机化期、骨痂形成期及骨痂重塑期三个过程。骨折的康复评定包括骨折一般情况评定和功能评定两个方面。一般情况评定包括骨折对位对线情况、骨痂形成情况、骨折端愈合情况（延迟愈合、未愈合、畸形愈合）、有无并发症（如感染、血管神经损伤、异位性骨化）等。功能评定主要有 ROM 评定、肌力评定、肢体长度及周径测量、感觉功能评定、疼痛评定、ADL 评定等。

（2）骨性关节炎：是发生在滑膜关节的一种发展缓慢的、以局部关节软骨破坏，并伴有相邻软骨下骨板骨质增生 / 骨唇形成的关节疾病，以关节疼痛为主要症状，好发于膝、髋和脊柱关节，其中膝关节最常受累。骨性关节炎的康复评定主要包含 ROM 评定、肌力评定、疼痛评定、步行能力评定、ADL 评定等。

（3）颈椎病：是指颈椎间盘退行性变及其继发椎关节增生所致脊髓、神经及血管损害而表现的相应症状和体征，好发于中老年人，长期伏案工作者多见。颈椎病分型包括颈型、神经根型、椎动脉型、脊髓型、交感神经型和混合型。颈椎病的康复评定主要包括颈椎关节活动度评定、肌力评定、感觉评定、疼痛评定、神经电生理检查、特征性检查、ADL 评定等。

（4）肩关节周围炎：是指以肩痛和肩关节运动障碍为主要临床表现的症状群，发病年龄多为40～60岁中老年人，女性多于男性。肩关节周围炎的康复评定主要包括 ROM 评定、肌力评定、肌围度评定、疼痛评定、心理评定、肩关节特殊评定（疼痛弧、落臂试验、空罐试验等）、ADL 评定等。

（5）腰椎间盘突出症：是指腰椎间盘退行性改变或外伤致纤维环破裂，髓核从破裂处脱出，压迫腰神经根或马尾神经而出现腰腿放射性疼痛等一系列神经症状和体征。腰椎间盘突出症的康复评定主要包括 ROM 评定、肌力评定、疼痛评定、特异性检查（直腿抬高试验、直腿抬高加强试验、屈颈试验等）、腰椎功能评定等，同时需要结合影像学检查和电生理学检查。

二、门诊接诊注意事项

1. 康复门诊医师和护士应秉承耐心、友善的态度与患者交流，使用通俗易懂的语言解释病情和治疗方案。

2. 康复门诊医师需确保评估全面、准确，针对复杂病情，必要时需进行多学科会诊。

3. 在接诊过程中，应注意保护患者的个人隐私，确保就诊环境的私密性。

4. 康复门诊需对患者及其家属进行康复知识宣教，加强其对疾病和康复治疗的认识。

5. 强化安全防范措施，对于行动不便的患者，提供必要的辅助设施和帮助，预防摔倒等意外；同时定期检查治疗设备的安全性，确保治疗过程安全无虞。

6. 康复门诊医师必须明确告知患者随访的时间与方式，确保患者能够按时复诊，及时调整治疗方案。

7. 康复门诊医师和治疗师应规范书写康复病历及治疗单，确保各类记录符合标准规范。

第二节　康复病房

一、入院患者范围

康复医学科病房收入院患者范围包括康复医学科门诊医师收入院的患者、临床各科室医生确诊后需要开展康复治疗的患者以及急诊科医生收入院的患者。

二、出入院流程

为了进一步规范出入院流程，各级医院的康复医学科可根据本科室的具体情况制定便捷、适用的出入院服务流程，予以公示并告知患者及其家属，以方便患者就医。下面简要介绍康复医学科出入院流程。

1. 入院流程　由门诊医生开具入院证→患者持入院证到住院处缴费办理入院手续→将入院手续交到康复医学科病区护士站→责任护士对患者进行生命体征检查后，安排床位，开展入院宣教→护士通知主管医生（或值班医生）→医生对患者进行问诊、查体、功能评估，制订康复治疗计划及治疗项目，开具医嘱，书写入院病历并签订知情同意书。

2. 出院流程　由主管医生评估患者康复情况，确认达到出院标准→医生通知患者出院，并交代出院后相关注意事项→医生开具出院证明及相关手续→通知病区护士完成出院相关事项办理→患者及其家属到住院处结算住院费用、办理报销手续→回病房整理物品，责任护士完成出院宣教，核对并发放出院带药，患者出示发票后离开→责任护士定期进行随访，了解患者情况。

三、入院患者的接待

1. 康复医学科病房工作人员接到住院处电话通知有住院患者时，由病区护士协调、安排床位，并通知责任护士准备床单和患者所需物品，协助患者办理入院手续。

2. 患者入院后，先由责任护士安排患者到床位休息，做好入院教育，交代住院事项，并尽快通知值班医生（或主管医生）接诊患者，对患者进行问诊、查体、功能评定并开具医嘱，完善各项检查，制订康复治疗方案，及时完成住院病历的书写。同时，护士对患者进行护理评估，并采取相应护理措施，做好护理记录。

3. 责任护士应认真执行医嘱并按分级护理制度对患者开展护理工作。若遇到需要抢救的患者，护士应沉着冷静地配合医生开展工作，操作轻稳准确。在冬季温度较低时，应提醒患者注意保暖，防止受寒。重症患者应告知家属留1人陪护，以便询问患者相关病史，并及时与家属沟通，促进后续治疗的开展。另外提醒患者及其家属注意保管好自己的贵重物品，防止丢失。

4. 责任护士应实时观察患者的病情变化和一般情况，如患者的生命体征是否稳定，情绪是否稳定等；进入病房后，应为患者及其家属详细地介绍病区环境、科室相关规章制度，如查房制度、探视和陪护制度、住院须知等。

5. 主管医生和责任护士应对患者及家属进行自我介绍，方便患者能够尽早熟悉病区环境和相关工作人员。护士认真地填写住院病历及各种卡片，做好入院登记，详细地填写各种护理资料；按时完成患者的护理评估，监测其体温、脉搏、呼吸、血压、体重，了解患者相关病史、健康状况、药物过敏史等一般资料，制订合理的护理方案。

四、住院患者的康复治疗

1. 主管医生开具治疗处方当日，由主管治疗师安排到治疗组，治疗组负责人安排治疗师接诊患者。

2. 接诊治疗师在当日必须与患者取得联系并进行沟通，与患者约定治疗时间，告知患者在治疗过程中的权利、义务及注意事项。

3. 首次治疗时，治疗师要详细了解患者病史和临床资料，开展初期评定，仔细评估患者功能情况，并将评估结果，康复的短期、长期目标，治疗计划，治疗方案记录在相应评估和治疗记录表上，并告知患者该项治疗的方法、部位、作用、注意事项等。

4. 每次治疗后，治疗师都应在治疗记录单上记录治疗情况，包括日期、治疗时间、治疗方法等信息，并由患者或家属签字确认。

5. 当治疗到一定阶段后（一般为一个月），需开展中期评定，判定治疗效果，调整短期目标、治疗计划及方案，并将评定情况记录在评估记录表中。

6. 在患者出院前，康复医师及治疗师应对患者功能情况进行末期评定，决定患者后续的去向，同时为患者制订出院后的家庭康复计划，并在末次治疗时向患者及其家属交代注意事项。家庭康复治疗计划应备份保存在相应文档内，方便后续备查和随访。

五、其他科室住院患者康复治疗

1. 临床科室管床医生对有需要开展康复治疗的患者开具会诊单（康复医学科），并通知康复医学科总住院医生（或值班医生）来会诊。

2. 康复医学科总住院医生（或值班医生）接到会诊要求后，到患者病房进行会诊，对患者开展问诊、查体及康复评定。

3. 康复医学科总住院医生（或值班医生）和管床医生展开讨论，共同制订出初步的治疗方案并开具康复治疗医嘱，通知相关治疗师出诊。

4. 治疗师到患者病房对患者进行详细的康复评定并实施治疗，做好记录。

5. 治疗师告知患者治疗时间安排，若有特殊情况，需提前告知对方或重新约定时间。

6. 治疗师对患者的治疗情况及进展，随时与管床医生进行沟通讨论，及时调整并制订新的治疗计划。

六、病房管理注意事项

1. 定期对病房设施进行安全检查，及时发现并排除安全隐患。

2. 责任护士对患者积极开展安全教育，提高患者的安全意识，防止跌倒等意外事件发生。

3. 康复治疗师应严格按照治疗计划进行治疗，确保治疗安全有效；在治疗过程中，需积极与患者沟通，了解患者的需求和感受，及时作出调整。

4. 病房工作人员应明确岗位职责，健全岗位职责制度；并定期对工作人员开展职业道德教育和业务培训，提高服务质量和专业水平。

5. 医护人员注重与患者及其家属进行沟通，及时解答他们的疑问，给予心理支持和康复指导，鼓励患者积极参与康复训练。

6. 严格执行清洁消毒制度，定期对病房进行清洁和消毒，特别是公共区域和高频接触表面；规范医疗废弃物的处理，防止交叉感染。

第三节　康复治疗室

一、接　　诊

（一）一般工作常规

1. 遵守医院和科室的规章制度，服从领导安排，团结同事，并热情、热心地为患者服务。

2. 治疗师应按时上班，提前做好开诊前的准备工作，如准备好评定或治疗用的仪器设备、电极、衬垫等各种用具与材料，打开设备的预热开关等，并对治疗室内的环境进行调整，保持舒适的温度和光线。

3. 治疗前，治疗师应仔细核对患者姓名、临床诊断、治疗种类、方法、部位、剂量，按照医师开具的医嘱及治疗要求开展治疗。开始前须向患者解释治疗目的、治疗过程中的感觉反应及注意事项。治疗过程中应实时观察患者反应，询问患者感受，及时处理异常情况。

4. 治疗师应严格执行各种治疗的操作常规，防止医疗事故或医疗差错的发生。

5. 康复治疗效果不明显的患者，治疗师需重新进行评估后，及时调整治疗方案。

6. 患者治疗结束后，治疗师应做好各种记录，并由患者或家属签字确认。

7. 每次治疗结束后，治疗师应对仪器设备进行消毒，防止交叉感染。

8. 每日工作结束后，下班前应关好治疗室内的仪器设备，切断电源，并关好门窗、水电等设施，完成治疗室定期消杀工作。

9. 对治疗室内的各种仪器与设备、用物、药品应采取分工负责管理制度，负责其定期检查、领取、更换、维修、保养和报废等工作，并做好登记。

（二）功能评定室

1. 对患者高度负责，关心体贴，全心全意为患者服务。

2. 功能评定室工作人员必须准时上班，做好准备工作，备好相关评定的仪器及设备，并仔细检查设备，如有任何问题必须及时更换。

3. 严格执行查对制度和技术操作规范。功能评定前须向患者解释评定目的和方法，交代注意事项。评定过程中，密切关注患者情况，及时对患者做出相应的处理，评定结束后认真书写评估记录表。

4. 为保持正常的工作秩序，确保评定工作不受干扰，严禁在功能评定室内会客。

5. 需告知患者若无医务人员在场，不得自行操作或使用室内仪器用品。

6. 每天工作结束后，整理并检查各类仪器设备的情况，关闭电源，做好记录。

（三）运动治疗室

1. 遵守医院和科室的规章制度，服从科主任的领导，团结同事，并热情、热心地为患者服务。

2. 对于需要进行运动治疗的患者，须由康复医学科医师和康复治疗师填写运动治疗申请单。

3. 患者初次治疗时，治疗师需对患者进行问诊、康复评定，了解患者的具体情况和病史，制订合适的运动治疗方案。

4. 严格执行查对制度和技术操作规范，治疗开始前，须向患者交代治疗中可能存在的反应和注意事项，提高患者的配合度。

5. 在治疗过程中治疗师需要密切观察、了解患者的情况和反应，如发现异常及时处理。治疗结束后，做好治疗记录，并由患者或家属签字确认。

6. 整个治疗过程中，治疗师需对患者的功能状况进行定期评估，并做好详细记录，明确患者存在的问题，及时调整治疗长短期目标、治疗方案。

7. 运动治疗室工作人员应爱护运动治疗室的物品，管理好运动治疗室的仪器装备及功能训练器械，定期检查、保养，如发现损坏及时维修或更换，确保治疗安全。每天下班后，要确保所有设备已被切断电源，关闭好门窗。

8. 对于目前临床症状不稳定，但有治疗指征的患者，运动治疗师可到床旁开展运动治疗。

9. 康复医学科科主任和主任治疗师应定期组织运动治疗室工作人员进行学习和培训，不断学习国内外先进的运动治疗技术和方法，以提高工作人员的业务水平。

10. 保持治疗室清洁，定期进行消杀工作，为患者提供舒适、干净的环境。

（四）作业治疗室

1. 遵守医院和科室的规章制度，服从科主任的领导，团结同事，并热情、热心地为患者服务。

2. 对于需要进行作业治疗的患者，须由康复医学科医师填写作业治疗申请单。

3. 作业治疗师在每天工作开始前，应做好治疗前的准备工作，备好仪器及材料。

4. 作业治疗师应严格执行查对制度和技术操作规程，治疗前须向患者交代注意事项和自我观察的方法，提高患者的配合度。治疗结束后，做好治疗记录，并由患者或家属签字确认。

5. 患者初次治疗时，作业治疗师需对患者进行问诊、康复评定，了解患者的具体情况和病史，结合患者的兴趣，制订合适的作业治疗方案。

6. 整个治疗过程中，治疗师需对患者的功能状况进行定期评估，并做好详细记录，明确患者存在的问题，及时调整治疗长短期目标、治疗方案。

7. 在治疗过程中作业治疗师需要仔细观察患者的情况和反应，如发现异常及时处理。

8. 对于目前临床症状不稳定，但有治疗指征的患者，作业治疗师可到床旁开展治疗。

9. 作业治疗室人员应爱护作业治疗室的物品，管理好作业治疗室的各种作业治疗训练器械，并将其整齐排列。每天下班后，要确保所有设备已被切断电源，关闭好门窗。

10. 保持治疗室清洁，定期进行消杀工作，为患者提供舒适、干净的环境。

11. 作业治疗师要积极进修和自学，不断学习国内外先进技术和方法，提高自身业务能力。

（五）言语治疗室

1. 遵守医院和科室的规章制度，服从科主任的领导，团结同事，并热情、热心地为患者服务。

2. 根据患者的实际情况，对需要进行言语治疗的患者，须由康复医学科医师填写言语治疗申请单。

3. 言语治疗师在每天工作开始前，应做好治疗前的准备工作，备好仪器及材料。

4. 言语治疗师应严格执行查对制度和技术操作规程，治疗前须向患者交代注意事项和自我观察的方法，注意与患者及其家属建立良好的信任关系，提高患者的配合度，促进患者积极参与治疗。治疗结束后，做好治疗记录，并由患者或家属签字确认。

5. 患者初次治疗时，言语治疗师需对患者的言语功能进行评定，了解患者言语功能的现状，确定言语训练项目，制订合适的言语治疗方案。

6. 在治疗过程中言语治疗师需要仔细观察患者的情况和反应，如发现异常应及时处理，采取多样化的训练方法，避免训练过于枯燥，导致患者的训练积极性降低。

7. 整个治疗过程中，治疗师需对患者的言语功能进行定期评估，并做好详细记录，明确患者存在的问题，及时调整治疗长短期目标、治疗方案。

8. 对于不能搬动或无法到言语治疗室的患者，言语治疗师可到床旁进行言语治疗。

9. 言语治疗室人员应爱护治疗室的仪器设备，做好消毒工作，经常清洁、保养设备，如发现损坏及时维修或更换，确保治疗安全。每天下班后，要确保所有设备已被切断电源，关闭好门窗。

10. 治疗期间，保持言语治疗室内安静，不要大声喧哗、随意走动。

11. 言语治疗师要积极进修和自学，不断学习国内外先进技术和方法，提高自身业务能力。积极参加专业学术交流活动，努力提高治疗效果。

（六）物理因子治疗室

1. 遵守医院和科室的规章制度，服从科主任的领导，团结同事，并热情、热心地为患者服务。

2. 对于需要进行物理因子治疗的患者，须由康复医学科医师填写治疗申请单，确定治疗项目和疗程。

3. 治疗师应按时上班，提前做好开诊前的一切准备工作，例如准备好治疗用的仪器设备、电极、衬垫等各种用具与材料，打开设备的预热开关等，并对治疗室内的环境进行调整，保持舒适的温度和光线。

4. 治疗前，治疗师应仔细核对患者姓名、临床诊断、理疗项目、方法、部位、剂量，按照医师开具的医嘱及治疗要求进行理疗，开始前须向患者交代治疗中应有的感觉反应及注意事项。

5. 治疗过程中实时观察患者反应，询问患者感受，了解患者情况，发现问题及时处理。

6. 治疗结束后，做好治疗记录，并由患者或家属签字确认。

7. 进行高频治疗时，患者需要除去身上的金属物品。患者和操作者在进行治疗时，避免与砖墙、水管或潮湿地板接触。进行仪器操作前，必须检查导线接触是否良好、电极是否正确、有无破损、仪器运行是否正常，确认无误后方可使用。

8. 每次治疗结束后，需要对仪器进行擦拭消毒，防止交叉感染。

9. 下班时，需要检查所有理疗仪器，切断电源，关闭好门窗、水电等。

10. 治疗室人员应爱护理疗设备，使用前检查，使用后消毒，定期检查、维修与保养。

（七）传统康复治疗室

1. 遵守医院和科室的规章制度，服从科主任的领导，团结同事，并热情、热心地为患者服务。

2. 对于需要进行传统康复治疗的患者，须由康复医学科医师填写治疗申请单，由传统康复治疗医师详细检查病情并根据患者的具体情况，确定治疗项目（中药、针灸、推拿、拔罐、刮痧等）和疗程。

3. 应严格执行查对制度和操作规程，治疗前须向患者交代注意事项和自我观察的方法，注意与患者及其家属建立良好的信任关系，提高患者的配合度，促进患者积极参与治疗。治疗结束后，做好治疗记录，并由患者或家属签字确认。

4. 针灸、拔罐等操作时，需严格无菌操作，对相关器具必须严密消毒，防止交叉感染。

5. 对初次接受针灸的患者，要做好解释工作，消除患者顾虑，提高患者的配合度，同时做好预防晕针的措施。

6. 治疗前需要检查用具是否完好。需要留针、留罐的患者，医师不可离开岗位，时刻注意患者的反应，发现异常及时处理，拔针时，注意防止遗漏、断针。

7. 每天工作结束后，要整理好各种仪器设备，做好治疗室消杀工作，关闭电源。

8. 保持良好的治疗室环境，注意通风和保暖工作。

9. 传统康复治疗室工作人员要积极进修和自学，不断学习国内外先进技术和方法，提高自身业务能力。积极参加专业学术交流活动，努力提高治疗效果。

考点与重点　各治疗室的工作常规

二、安　全　规　范

1. 物理因子治疗室应使用木质地板。若无此条件，高频电疗机周围 1m 内应铺设橡胶地面，治疗床为木床。

2. 治疗前检查仪器设备工作是否正常，严格遵守操作规程。

3. 对治疗室的仪器设备定期检查、维护与保养，确保设备运行正常；定期检查电线、插头等是否破损，如有异常应及时更换。

4. 治疗室内应配备符合规定的灭火器材，并定期检查和维护。

5. 治疗室内严禁吸烟，不得大声喧哗，营造良好的治疗环境。

6. 制定康复意外应急预案和处理流程，并定期组织工作人员进行应急演练。

7. 严格执行清洁消毒制度，对治疗室和设备进行定期消杀。

8. 对于有创操作须遵守无菌操作原则，防止交叉感染。

9. 加强安全教育，定期检查水、电等设备，安排专人负责治疗室安全工作。

康复治疗师及康复医生在接诊患者时，除须具备过硬的技术本领和良好的人文素养外，还要有良好的职业道德，善于与患者沟通交流，关爱患者，以患者为中心，践行医者仁心，为患者提供最佳的医疗服务。

医者仁心

最美康复科技工作者——谢荣

谢荣教授是新疆维吾尔自治区某康复医学中心主任，主任医师、副教授。她长期致力于康复医学临床、教学和科研工作，始终以"让患者痛苦而来，微笑而归"为服务宗旨。作为科室主任，她经常强调"要设身处地为患者着想，给患者最合理的治疗"。工作中，她以身作则，从患者角度出发，精打细算，尽力减轻患者的经济负担。对远道而来的患者，她积极协调资源，力争当天完成检查、明确诊断并及时治疗。诊疗时，她凭借耐心倾听与细致分析，不仅为患者提供专业治疗，更给予心理上的安慰。多年来，她用自己的专业知识与爱心，帮助无数患者重新站了起来，重拾了生活的信心和勇气，成为患者心中的"最美康复科技工作者"。

第四节　社区分级管理与转诊

原卫生部于 2012 年印发的《"十二五"时期康复医疗工作指导意见》中指出，在"十二五"期间的工作目标之一是要初步建立分层级、分阶段的康复医疗服务体系，逐步实现患者在综合医院与康复医院、基层医疗卫生机构间的分级诊疗、双向转诊。要明确不同层级康复医疗机构的功能定位，实现分层级医疗、分阶段康复。

一、社区分级管理

（一）分层管理

分为三层管理，即综合医院的康复医学科管理、康复中心管理、社区康复管理。

1. 康复医学科管理　康复医学科为综合医院或专科医院的一个独立的临床科室。科室内设置有康复门诊、康复治疗室和康复病房，主要以急性伤病后的住院患者为主要治疗对象，重点开展早期康复治疗，为患者提供功能评定、物理治疗、作业治疗、言语治疗、传统康复治疗等康复医学诊断和治疗技术，提供全面、系统的康复医学专业诊疗服务。康复医学科一方面接诊符合康复指征的患者，另一方面与其他临床科室合作，到各科室的床旁对患者开展早期康复治疗。

康复医学科与康复医疗中心、社区卫生服务中心构建康复医学服务网络，及时把完成早期康复的患者转出，使患者能够得到进一步的康复服务。

除此之外，康复医学科还承担人才培养、科研等各项任务，同时负责指导和培训康复医疗中心和社区卫生服务中心的康复医学工作人员，开展康复工作。

2. 康复中心管理　康复中心为独立的康复治疗机构，中心内设有康复病床，并附属有康复医学科门诊。主要以疾病稳定期患者为主，提供专科化、专业化康复服务。康复中心一般建在自然环境较好的地方，有比较完善的康复和临床医疗设施，包括功能评定设备和各类康复治疗室。由康复医生、临床医生、物理治疗师、作业治疗师、言语治疗师、心理治疗师、传统康复治疗师等专业技术人员构成康复团队。为患者开展临床诊断、功能评定，制订合理的康复治疗计划，进行全面的康复治疗。部分康复中心也承担康复医学的教学和科研等工作。

康复中心可以是综合性的，也可以是专科性的，如脑瘫康复中心、骨科中心等。康复中心常与一些急症医院和社区卫生服务中心保持联系。

3. 社区康复管理　社区是指患者居住地区，如农村的乡镇、村等基层地区，城市中的街道、居委会等。社区康复指的是在社区层面上采取的康复治疗措施，这些康复措施主要利用和依靠社区的人力资源实施，包括依靠有病损、弱能、残障的人员本身，以及他们所在的家庭和社区。无论是综合医院或是康复医疗中心出院的患者，还是社区内需要康复的对象，都需要社区层次的继续康复治疗的指导。

（二）分级康复

分为三级康复，包括一级康复、二级康复、三级康复。

1. 一级康复（疾病的早期康复）　是指患者早期在综合医院的急诊室或其他相关临床科室开展的常规治疗及早期康复治疗。以脑卒中患者为例，脑卒中患者发病后的急性期治疗主要按照治疗指南进行，急性期预防脑卒中再发和并发症是重中之重，同时鼓励患者积极参与治疗，树立信心，重新开始自理活动。在初期评定中侧重点在于对病情严重程度的评价、并发症的评估和预防、功能残疾的评估等（图 5-1）。

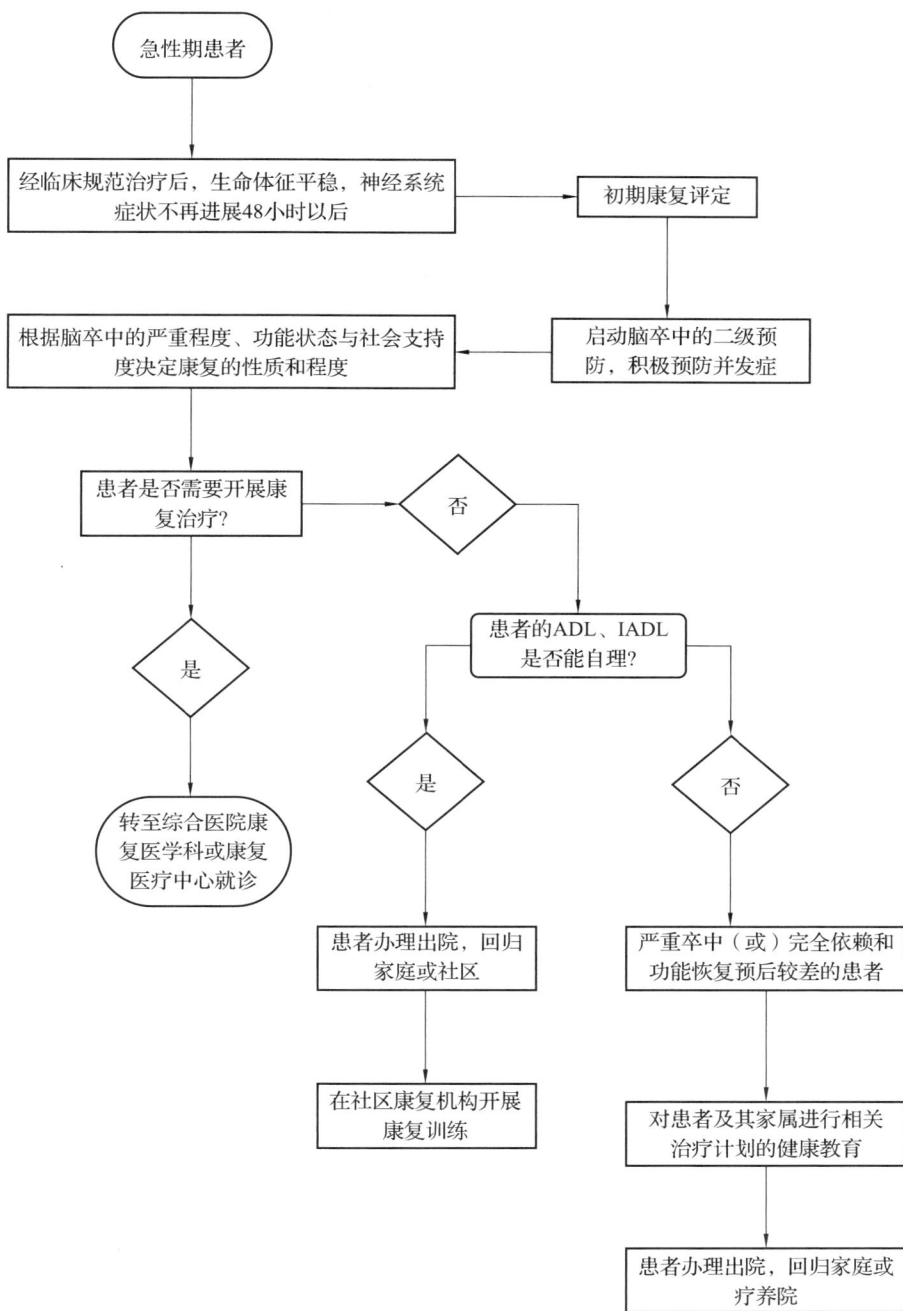

图 5-1　一级康复流程（以脑卒中患者为例）

2. 二级康复（恢复期的康复）　是指患者恢复期在综合医院的康复医学科或康复医疗中心进行的康复治疗。当患者转入综合医院的康复医学科或康复医疗中心后，首先由康复医师进行问诊，采集病史，对患者进行全身检查和功能评定，对运动、感觉、言语、认知、ADL 等功能进行筛查。根据筛查结果，决定康复治疗小组成员。康复治疗小组各成员对患者进行相应的检查和评估，分析患者存在的问题，由康复医生为主导，召开康复治疗小组会议，依据患者的具体情况，共同制订康复治疗计划，并实施康复治疗（图 5-2）。

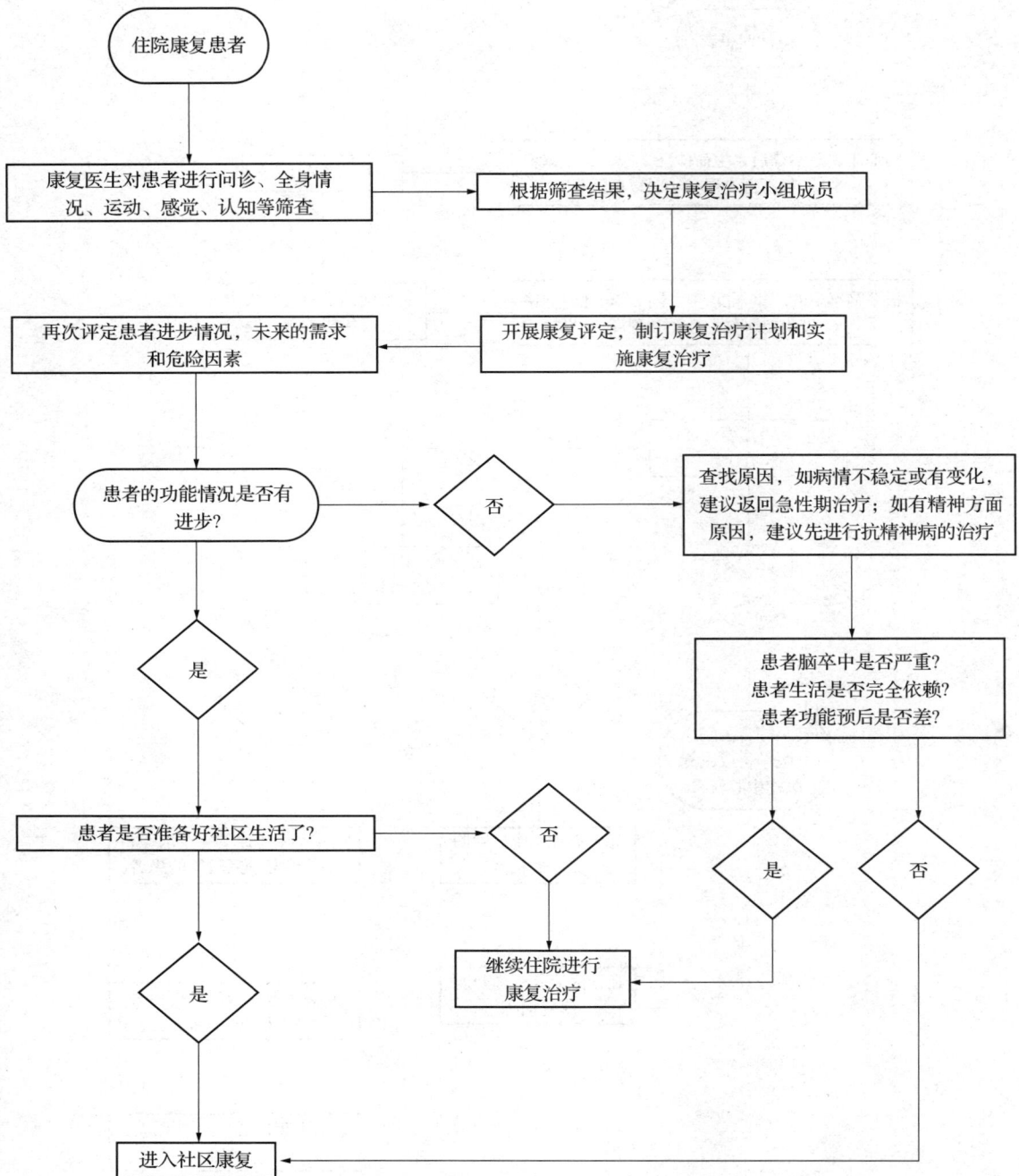

图 5-2   二级康复流程（以脑卒中患者为例）

3. 三级康复（社区康复）   是指在社区或家庭中进行的继续康复治疗。患者在经过一段时间的专业康复治疗后，若达到可以进行社区生活的标准，就可考虑让患者出院，开展社区或家庭康复治疗。在条件允许的情况下，社区康复医生可以亲自参与患者的专业康复后的末期评定，由康复医生对患者诊治经过做出一个总结和评价，明确出院后的康复治疗计划，同时也方便社区康复医生了解患者的具体情况，有利于后续的康复治疗的开展。社区康复医生可在二级康复的基础上，根据患者居住环境条件制订康复治疗计划并实施康复治疗。若患者的功能已恢复到平台期，可以对患者及其家属进行康复宣教，确保患者能自行在家中开展常规的训练以维持功能状况。若患者功能还存在改善的空间，则建议再次评估患者的功能，重新制订康复治疗计划并继续进行康复治疗（图 5-3）。

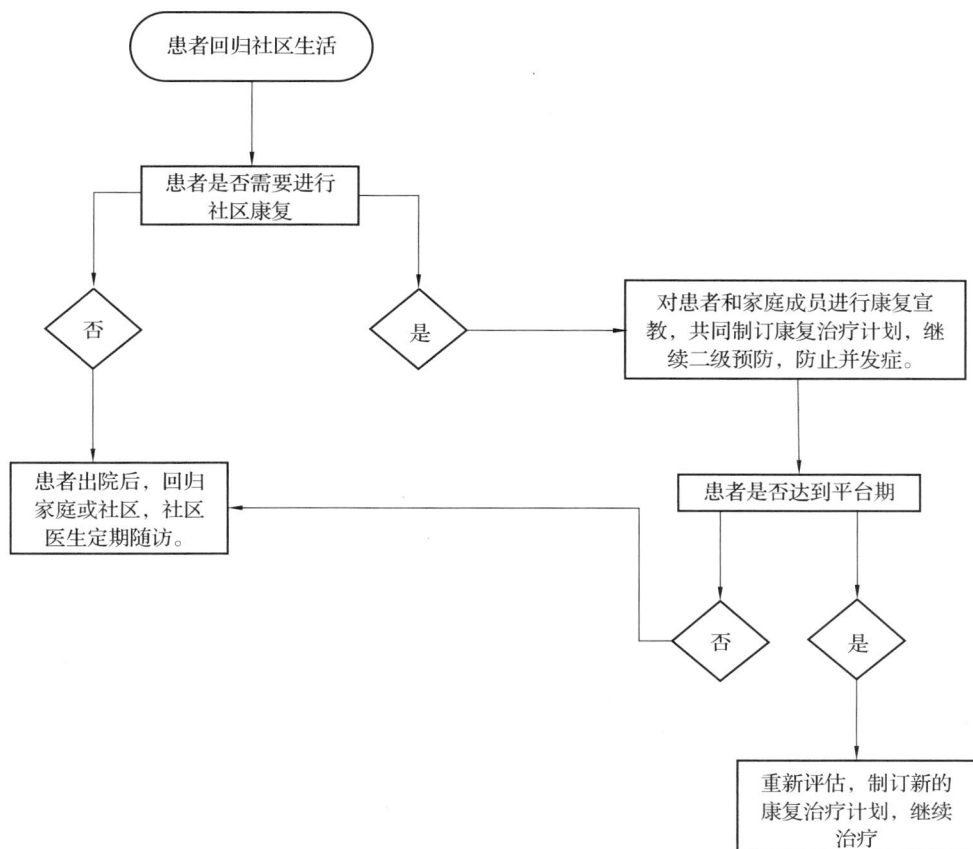

图 5-3　三级康复流程（以脑卒中患者为例）

考点与重点　分级康复

二、转　诊

（一）基本流程

为了进一步贯彻落实 2024 年国家卫生健康委员会办公厅、国家中医药局综合司和国家疾控局综合司联合发布的"关于加强首诊和转诊服务，提升医疗服务连续性的通知"相关文件精神，构建基层首诊、双向转诊、急慢分治、上下联动的分级诊疗格局，建立医疗机构间顺畅的双向转诊制度，实现做到小病在社区，大病进医院，康复回社区的目标。为此各地出台了优化双向转诊的相关保障措施，通过细化转诊服务规则，加强医疗机构转诊服务管理，优化转诊流程，推动双向转诊机制有效落实，并依托信息平台优化转诊服务，促进各级医疗服务体系协同联动，提升服务整体连续性，为患者提供更优质、便捷的医疗服务。

三级甲等医院作为社区卫生服务中心的对口支援单位，建立了双向转诊制度，并为社区康复提供医疗技术指导和培训，以进一步提高双向转诊患者的诊疗质量。在三甲医院经过康复治疗的患者能够及时转诊到社区康复中心，继续康复治疗，同时社区卫生服务中心的疑难康复患者也能够及时转诊至三甲医院进行有效治疗。根据被支援下级医疗单位的功能和需求，上级医疗机构应安排康复专家定期下沉基层医疗机构开展病例会诊、查房、带教、培训，按需派出有关专家会诊讲课，免费接收社区卫生服务中心的康复医护人员进修和参加业务学习，帮扶社区卫生服务中心提升康复医疗能力。

医院和社区医疗康复机构双向转诊流程详见图 5-4。

```
        ┌──────────┐                      ┌──────────┐
        │  上转流程  │                      │  下转流程  │
        └──────────┘                      └──────────┘
              │                                 │
              ▼                                 ▼
 ┌────────────────────────┐        ┌────────────────────────┐
 │ 社区卫生服务机构责任医生接   │        │ 定点支援医院按门诊、住院对  │
 │ 诊符合双向转诊指征的患者，  │        │ 症处置后填写双向转诊下转   │
 │ 并开具双向转诊上转单       │        │ 单，并提出治疗意见与建议   │
 └────────────────────────┘        └────────────────────────┘
              │                                 │
              ▼                                 ▼
 ┌────────────────────────┐        ┌────────────────────────┐
 │ 患者持双向转诊单到指定支援  │        │ 支援医院双向转诊专职部门进  │
 │ 医院就诊              │        │ 行安排                │
 └────────────────────────┘        └────────────────────────┘
              │                                 │
              ▼                                 ▼
 ┌────────────────────────┐        ┌────────────────────────┐
 │ 由定点支援医院双向转诊专职  │        │ 社区卫生服务机构安排责任医  │
 │ 部门安排相关医生接诊      │        │ 生负责接诊             │
 └────────────────────────┘        └────────────────────────┘
              │
              ▼
 ┌────────────────────────┐
 │ 根据接诊情况分别按门诊、住  │
 │ 院对症处置            │
 └────────────────────────┘
```

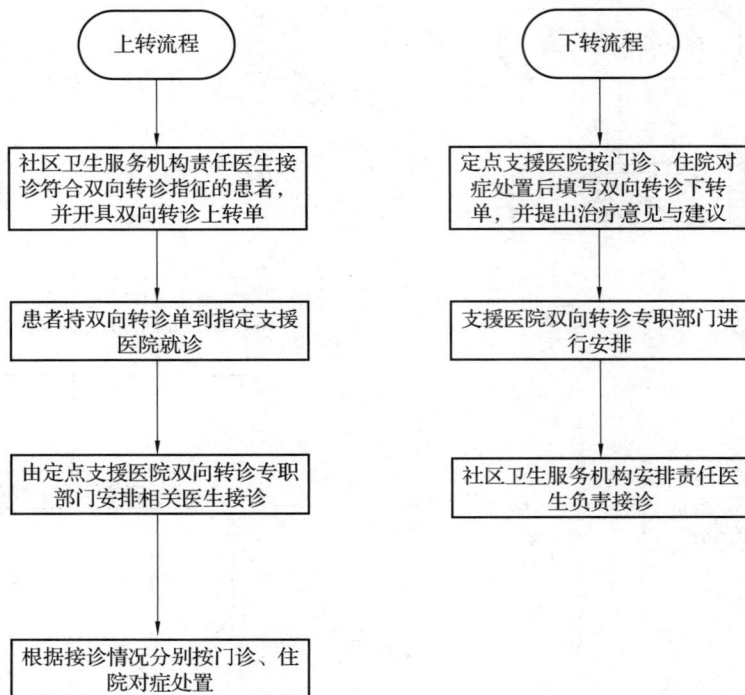

图 5-4　双向转诊流程

（二）转诊过程中存在的问题

1. 社区康复服务认知程度低　大部分居民对于社区康复知识欠缺，对社区康复医疗服务认知度低，不愿意到社区进行康复治疗。对此，应当加大宣传力度，提高居民的知晓率。社区中心和社区卫生服务中心可以结合各种宣传日或者节假日，聘请有关专家定期进入社区内开展康复知识宣讲或康复医疗服务，如进行高血压、脑卒中、糖尿病等常见疾病的认识和预防，发放健康教育宣传资料，提升居民对社区康复服务的认知度。

2. 康复网络信息共享平台及健康咨询平台建设缺失　在社区康复的发展过程中，网络信息化的快速发展起到了非常重要的推动作用。可充分利用大数据、智慧医疗、移动互联网等信息化技术，大力推进康复医疗信息化建设。康复网络信息共享平台的建设有助于社区卫生服务中心和社区卫生服务站对管辖内的患者开展疾病分类管理、流行病学调查、健康宣教等工作，同时支持各级康复医疗机构之间的实时信息交流、远程会诊、疑难病例讨论、技术指导等，从而快速地进行疾病的诊断及制订合理的治疗方案，提升专业技术人员的知识和业务水平，也为各级康复医疗机构的双向转诊提供了便利。健康咨询平台的建设，则有助于相关专业人员与患者进行互动交流，有效地简化患者的就诊流程，减少患者的交通和时间成本，提高便利性，降低医疗费用。这对于生活在农村、山区等交通不便利地区有康复需求的人群尤为重要，能让人们及时获得相关有用的健康知识，加强对疾病的认识和自我预防管理。

❓ 思 考 题

1. 请试述康复门诊的一般接诊流程。
2. 请简述治疗室一般工作常规。
3. 请简述分级康复中三级康复的过程。

本章数字资源

第六章　康复医学科设置及常用设备

第一节　康复医学科设置要求

我国康复医学虽然起步较晚，但通过引入国际现代康复理论，并与传统中医康复技术相结合，历经数年的发展，已建立起具有中国特色的康复医学体系。与此同时，我国推进康复立法工作，制定了相关政策法规，使康复医学管理逐步走向正规化。目前，康复医学已成为独立的学科，康复医学科规模已由小到大，数量从无到有、从少到多，结构从局部到综合，正式成为医院一级临床科室。

一、康复医学科设置的基本原则

自 20 世纪 80 年代初以来，我国出台了一系列康复医学相关制度和政策。

原卫生部于 1989 年 12 月颁发的《医院分级管理草案（试行）》中规定，各级医院都有负责康复服务的任务，包括医院康复和社区康复两个方面，并且规定二、三级医院必须设立独立的康复医学科，属一级临床科室。该文件还规定了二、三级医院康复医学科的设置标准和康复人员的配备要求。一级综合医院要为社区提供康复服务，设立康复门诊、站或点。于 2011 年 4 月颁布的《综合医院康复医学科建设与管理指南》规范地指出了我国综合医院康复医学科的建设和管理要求，进一步促进了康复医学科的发展。

链接

各级医院分等标准

各级医院分等标准：根据任务和功能的不同，把医院分为三级，即一级医院、二级医院和三级医院。还根据各级医院的技术水平、质量水平和管理水平的高低，并参照必要的设施条件，分别划分为甲、乙、丙等，三级医院增设特等。

评审判定标准：在数学模型评分办法建立前暂采取千分制办法评定。在评审中，合格医院按所得总分的分数段来评定等次。

甲等：分等标准考核须达 900 分以上（含 900 分）。

乙等：分等标准考核须达 750 分至 899 分。

丙等：分等标准考核在 749 分以下（含 749 分）。

三级特等医院除达到三级甲等医院的标准外，还必须达到医院所必备的条件。

二、康复医学科的科室结构

综合医院康复医学科一般应设立康复门诊、康复评定与治疗室、康复病房三部分。

1.康复门诊　主要接诊门诊患者，为门诊患者提供康复医疗服务，包括功能评定、制订相应康复治疗计划、开展康复治疗等工作，同时承担相关咨询服务。

2. 康复评定与治疗室　包括康复功能评定室与康复治疗室两部分。康复功能评定室可分为运动功能评定室、心肺功能评定室、言语功能评定室、认知功能评定室、心理功能评定室等。康复治疗室可分为运动治疗室、物理因子治疗室、言语治疗室、作业治疗室、心理治疗室、传统康复治疗室等。具体科室划分还与医院分等情况有关，规模较大的康复医学科设置更为完善，从而能为患者提供更全面的康复医疗服务。

3. 康复病房　二级以上综合医院康复医学科必须设置独立的康复病房。为了更好地满足医疗、教学、科研的需求，规定三级综合医院康复医学科的床位数不少于医院总床位的 2% ~ 5%；二级综合医院康复医学科的康复床位数不少于医院总床位的 2.5%；一级综合医院可不设置独立的康复病房，但应设置专科门诊，并根据具体情况设置理疗室、运动治疗室，或与推拿、针灸等传统康复治疗手段相结合，以满足院内住院患者和门诊患者的需求。

考点与重点　康复医学科的科室结构

三、康复医学科的人员组成

（一）人员构成

康复医学是一门新兴的、多专业的、跨学科的专业，采用多学科、多专业协作的方式开展工作，采取学科间和学科内的合作方式，因此，康复医学通常以康复团队或康复治疗组的形式开展工作。康复团队成员包括患者、康复医师、物理治疗师、作业治疗师、言语治疗师、假肢与矫形器师、心理治疗师、康复护士、文体治疗师、职业顾问、社会工作者和传统医学治疗师等。其中，康复医师担任康复团队负责人，其余成员协同开展工作。

（二）人员比例

对于设置有康复病房的二、三级综合医院，人员比例设置应按照科室病床数及业务量配备。具体而言，每床应至少配备 0.25 名医师，其中具有副高以上专业技术职务任职资格的医师 1 ~ 2 名；至少具备 1 名具有中医类别执业资格的医师。此外，每床至少配备 0.5 名康复治疗师及 0.3 名护士。对于没有设置康复病房、规模较小的康复医学科，应配备 1 ~ 2 名康复医师和 2 ~ 4 名治疗师，以保障康复医学诊疗工作的顺利开展。

考点与重点　康复医学科的人员构成

（三）人员资质

1. 康复医师　需持有医师资格证书，并经注册取得康复医学专业执业范围的医师执业证书。

2. 康复治疗师（士）　需具备大专或中专康复治疗专业毕业证书，且通过全国卫生专业技术资格的康复治疗师（士）考试，并取得康复治疗师（士）资格证书。

3. 康复护士　要求基本与临床各科护士一致，需具备护士执业资格证书，鼓励接受康复医学专业培训或继续教育。

4. 其他人员　假肢与矫形器师、职业康复咨询师、心理治疗师、社会工作者、康复营养师、音乐治疗师等，均须具备相关专业的毕业证书和专业技术资格证书。

四、康复医学科诊疗场地与设施要求

1. 根据《综合医院康复医学科基本标准》相关要求，诊疗场地面积应根据医院的规模和开展的业务数量来确定。具体规定为：三级综合医院康复医学科门诊和治疗室总使用面积不得低于 $1000m^2$；二级综合医院康复医学科门诊和治疗室总使用面积不得低于 $500m^2$；社区康复总使用面积可根据社区发展规划和康复对象数量灵活确定。

2. 康复医学科的选址，应充分考虑功能障碍者的转移便利性。结合实际情况，治疗室设计既可采取门诊、住院共用的模式，也可在门诊部、住院部分别设置。

3. 康复病房的基本设施及要求与其他学科的病房设置大致相同，病房每床使用面积不少于 $6m^2$，床间距不低于 1.2m，以确保轮椅、推车在床间自由移动。病房内应设有卫生间、浴室、通道等专用设施，满足康复患者的使用及康复治疗需求。

4. 根据《综合医院康复医学科建设与管理指南》相关要求，康复医学科门诊、治疗室及相关公共场所应严格执行国家无障碍设计相关标准。无障碍设计涵盖通行区域以及治疗室、楼梯、坡道、走廊、门、厕所、浴室、电梯等主要公用设施，需采用防滑地面，室外的走廊或过道应保证轮椅和推车顺畅通行，走廊的墙壁要安装扶手装置。

5. 康复医学科特别是治疗室的地板、墙壁、天花板、管线等，应便于康复设备安装、正常使用和检修。有些器械的使用有特殊要求，如高频电疗室应注意绝缘和屏蔽；言语治疗室应采用隔音设施等。

6. 治疗室应配备良好的室温调节和通风设备，针对不同功能的治疗室可以进行个性化装饰，色彩的设计与布置应有助于患者的康复治疗。

第二节　康复医学科常用设备

康复医学科设备是康复医学科用来为患者进行康复功能评定和康复治疗的重要医疗工具，是康复医学科生存与发展的必备条件。随着电子技术、计算机技术、图像分析技术等在医学领域的应用，推动康复医疗设备正从最初的机械化、单一化逐渐向自动化、数字化、微机化、智能化及多元化方向发展。

一、康复医学科常用设备分类

1. 康复功能评定类设备　包括认知功能评定设备、运动功能评定设备、言语功能评定设备、心理康复评定设备、神经康复评定设备等。

2. 康复训练类设备　包括物理治疗设备、作业治疗设备、言语治疗设备、心理治疗设备、ADL 能力训练设备、传统康复治疗设备等。

3. 康复理疗类设备　包括声疗设备、光疗设备、电疗设备、磁疗设备、冷热疗设备、压力疗法设备、水疗设备、熏蒸设备、灸疗设备、按摩疗法设备等。

4. 康复工程类设备　包括假肢、矫形器、辅助器具、各种支具、压力衣制作等设备。

5. 康复护理类设备　包括康复病床、电动病床、智能多功能转运床、二便排泄自动护理系统、患者移位机等。

(考点与重点) 康复医学科常用设备分类

二、康复医学科各诊疗室常用设备

（一）康复功能评定室设备

1. ROM 评定设备　常用的有通用量角器、手指量角器、脊柱测量器、多功能关节活动度测量表（图 6-1）、智能多关节活动度测评系统（图 6-2）、电子量角器等。

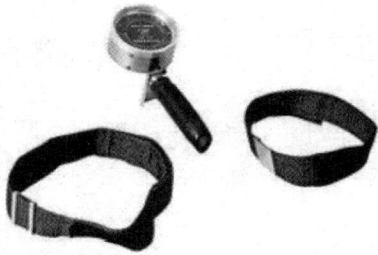

图 6-1　多功能关节活动度测量表

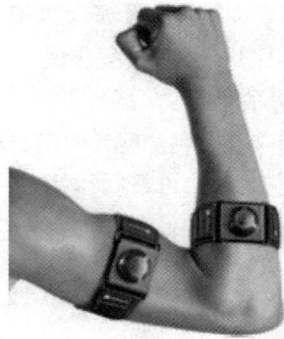

图 6-2　智能多关节活动度测评系统

2. 肌力评定设备　常用的有握力计、握力器、背拉力计、等速肌力测定训练装置、电子测力仪、便携式数字化肌力和脊柱关节活动度测量仪等。

3. 生物力学评定设备　常用设备包括步态分析仪（图 6-3）、平衡功能训练及评估系统（图 6-4）、减重平衡评估训练系统（图 6-5）、动作分析仪、测力平台、人体姿态稳定性分析诊断系统等。

4. 认知功能障碍评定设备　常用设备包括认知障碍康复评估训练系统（图 6-6）、认知能力筛查量表，注意、观察力、记忆、思维单项智商测定用品，失认症检查用品，失用症检查用品等。

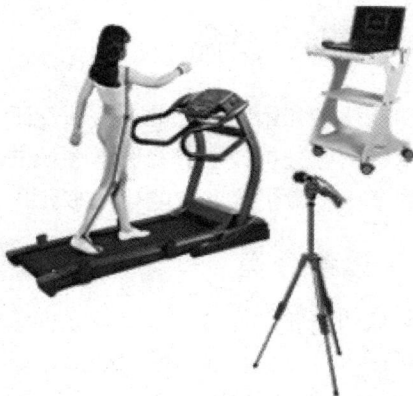

图 6-3　步态分析仪

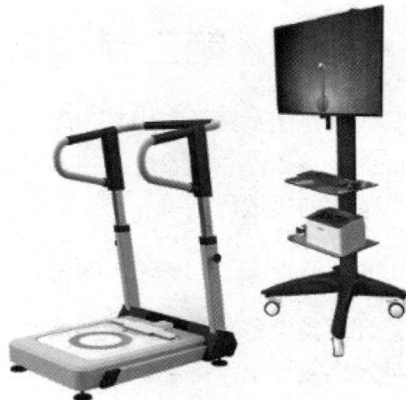

图 6-4　平衡功能训练及评估系统

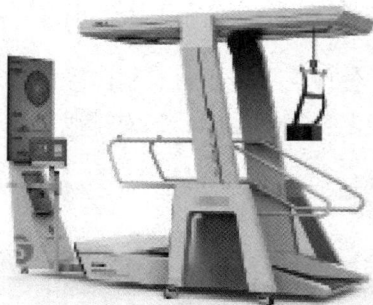

图 6-5　减重平衡评估训练系统

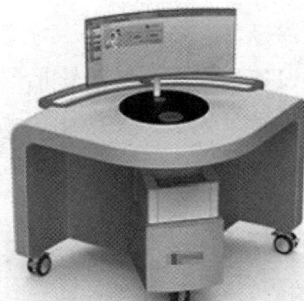

图 6-6　认知障碍康复评估训练系统

5. 心理功能评定设备　常用设备包括成人康复心理测验系统、青少年心理功能评定系统、心理测试用品等。

6. 其他康复功能评定设备　常用设备包括血压计、计步器、体重秤、秒表、身高尺、卷尺、疼痛测定问卷、社会生活活动能力测定量表、FIM 测定量表等。

（二）运动治疗室设备

1. 基本设备　常用设备包括 PT 床、PT 凳、训练用垫、训练用棍、训练用器、训练用阶梯、姿势矫正镜、平行杠、肋木等。

2. ROM 训练设备　常用设备包括肩关节回旋训练器（图 6-7）、肩关节抬举训练器、前臂与腕关节训练器（图 6-8）、多关节主被动训练仪（图 6-9）、踝关节训练器（图 6-10）等。

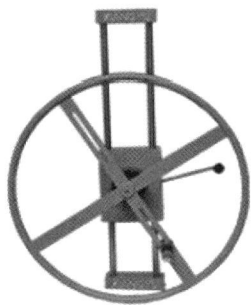

图 6-7　肩关节回旋训练器

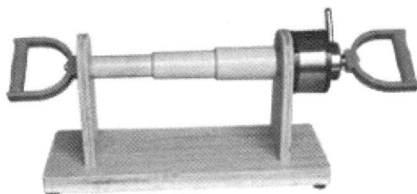

图 6-8　前臂与腕关节训练器

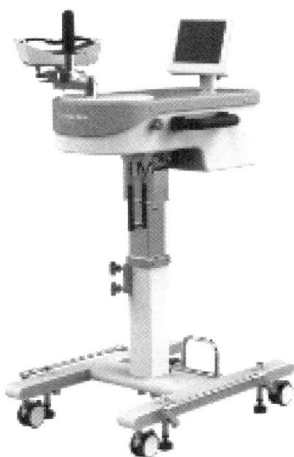

图 6-9　多关节主被动训练仪

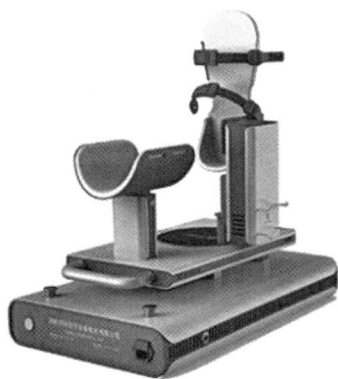

图 6-10　踝关节训练器

3. 肌力训练设备　常用设备包括弹力带、系列哑铃、沙袋、墙壁拉力器、功率自行车、等速肌力训练仪（图 6-11）、上肢推举训练器（图 6-12）、悬吊装置等。

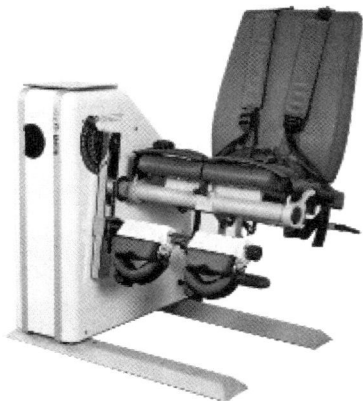

图 6-11　等速肌力训练仪

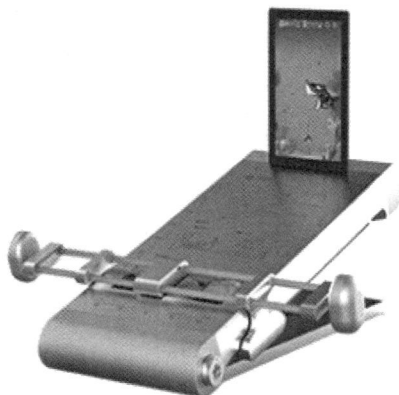

图 6-12　上肢推举训练器

4. 平衡、站立设备　常用设备包括平衡训练器、电动起立床（图 6-13）、减重步态训练系统、多功能训练器、训练用扶梯、站立架（图 6-14）、平行杠等。

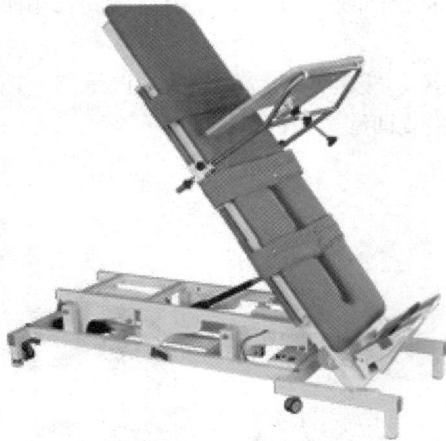

图 6-13　电动起立床

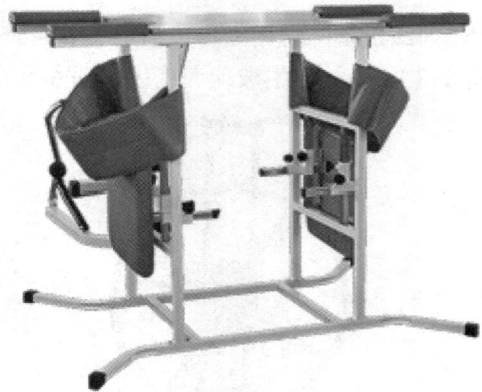

图 6-14　站立架

5. 牵引设备　常用设备包括颈椎牵引设备、腰椎牵引设备等。

（三）物理因子治疗室设备

1. 电疗设备　常用设备包括直流电疗机、低频电疗仪（图 6-15）、中频电疗仪、高频电疗仪等。

2. 声疗设备　常用设备包括体外冲击波治疗仪（图 6-16）、超声波治疗仪等。

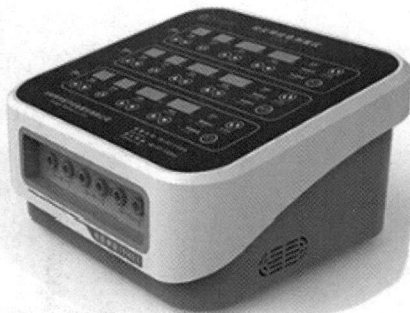

图 6-15　低频电疗仪

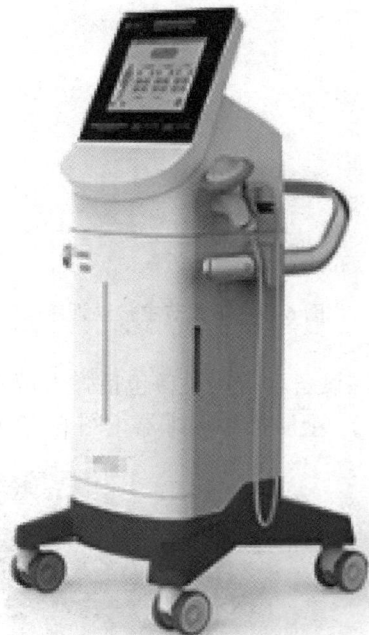

图 6-16　体外冲击波治疗仪

3. 光疗设备　常用设备包括红外线治疗仪、红光治疗仪、紫外线治疗仪、疼痛光治疗仪、红外偏振光治疗仪、激光治疗仪等。

4. 磁疗设备　常用设备包括旋磁治疗仪、经颅磁刺激仪（图 6-17）、激光低频交变磁场治疗仪、低频电磁脉冲治疗仪、脉冲磁治疗仪等。

5. 冷热疗设备 常用设备包括低温冲击镇痛仪、湿热敷装置、物理加压循环降温仪、生物陶瓷热敷袋、生物陶瓷加热装置、医用冰袋、电脑恒温电蜡疗仪（图 6-18）等。

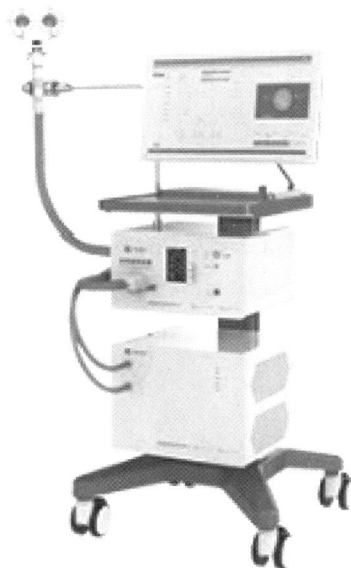

图 6-17 经颅磁刺激仪

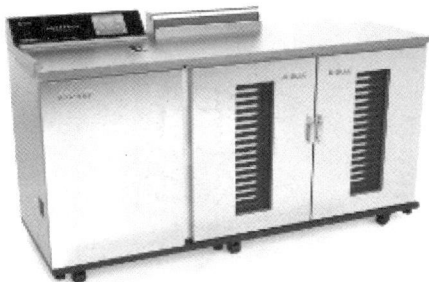

图 6-18 电脑恒温电蜡疗仪

（四）作业治疗室设备

1. 上肢及手作业器材 常用设备包括 OT 桌、砂磨板（图 6-19）、螺栓、上肢协调功能练习器、手指肌训练器、前臂旋转训练器、握力器、捏力计、分指器、木插板、系列哑铃、沙袋、平衡板、支撑器、手指阶梯、腕部功能训练器、滚筒、手指功能训练器（图 6-20）等。

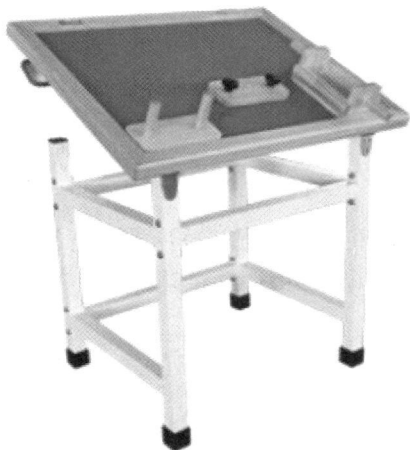

图 6-19 砂磨板

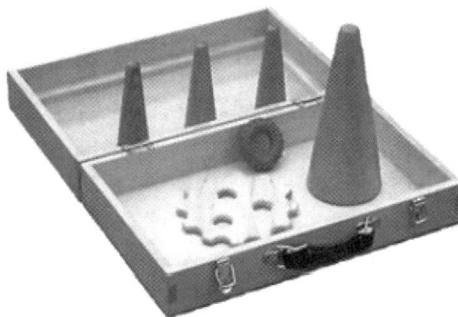

图 6-20 手指功能训练器

2. 工艺治疗用器材 常用器材包括黏土及陶器制作用具，竹编或藤编工艺用具，绘画、图案、书法用品用具等。

3. 职业技能训练用器材 常用器材包括电脑、打字机、缝纫机、电子元件组装器材、制图用器材、木工器材、机械维修基本工具、纸盒加工器材等。

4. ADL 训练器材 常用器材包括食具、厨房用具、家用电器、梳子、毛巾、上衣、裤子、模拟厕所和浴室设备、自助具等。

5. 支具　常用支具包括分指板、手部压力手套、训练用的支具与矫形器等。

6. 认知训练器材　常用器材包括不同大小形状的物体、照片、图画、各种色彩的卡片、认知图形插板、纸张、笔墨、地图、火柴、积木、小球、胶泥、计算机辅助认知训练系统等。

7. 环境控制系统　包括声控系统、气控系统等。

8. 文体治疗用器材　常用器材包括各种球类如乒乓球、篮球、排球、足球以及一些娱乐性器材，如琴、棋等。

（五）言语治疗室设备

言语治疗室常用设备包括听力计、录音机、吞咽神经肌肉电刺激仪（图6-21）、言语训练卡片、吞咽舌肌评估训练仪、吞咽喉肌评估训练仪（图6-22）等。

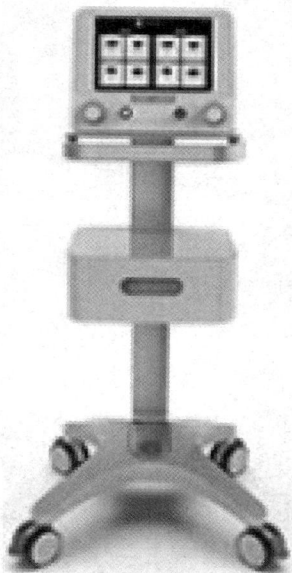

图6-21　吞咽神经肌肉电刺激仪

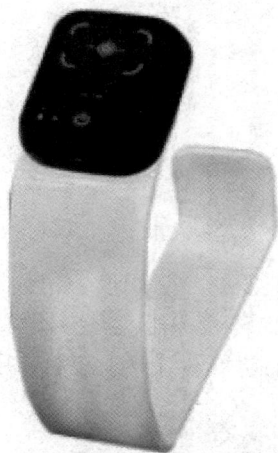

图6-22　吞咽喉肌评估训练仪

（六）支具与假肢、矫形器室设备

支具与假肢、矫形器室常用设备包括各类假肢、上肢矫形器、下肢矫形器、脊柱矫形器、足部矫形鞋垫，护具如腰围、颈托、护膝等。辅助器具包括行走辅助器具、生活辅助器具、听力及言语辅助器具、低视力辅助器具等。

医者仁心

上海市劳模——喻洪流

作为大学教师，他既脚踏实地完成工作，又心怀家国，做仰望星空的探索者；他坚持言传和身教相统一，始终将人才培养置于首位！2006年，为培养行业人才，他不辞艰辛撰写3万多字的专业可行性报告，创立了我国首个康复工程本科专业方向；2013年，他牵头创立国内理工科大学首个假肢矫形工程本科专业；2019年，他作为负责人在学校创立国际上首个康复工程本科专业，为我国该领域人才培养奠定了基础。他坚持个人价值和服务社会相统一，为推动行业发展无私奉献。他曾说"身体上的累，睡一觉就好了，我的心从不曾疲惫，只要心不累，我就能一直不断前行，为我国康复事业发一份光和热！"

（七）心理康复治疗室设备

心理康复治疗室常用设备包括心理测评软件、心理测评与自助设备、音乐治疗设备、情绪宣泄设备、身心减压设备、团体辅导设备、沙盘治疗工具、心理健康自助系统等。

（八）传统康复治疗室设备

传统康复治疗室常用设备包括针灸用具，如毫针、三棱针、头皮针、针刀、艾灸盒、电针仪、刮痧板、火罐、中药熏蒸床、中药定向透入治疗仪、经络导平治疗仪、激光针灸治疗仪、微波针灸仪、低频脉冲针灸治疗仪等。

考点与重点　康复医学科各诊疗室常用设备

？ 思 考 题

1. 试述综合医院康复医学科科室结构由哪几部分组成。
2. 试述康复医学科常用设备包括哪几大类。
3. 试述物理因子治疗室设备有哪些。

本章数字资源

第七章　康复医学伦理与法规

📋 **案例**

　　患者 A，男性，35 岁，律师；因左膝关节半月板损伤住北京某区医院骨科准备手术，与因外伤致截瘫的患者 B 同住一病室。患者 A 的手术较为顺利，但在其术后第二天，患者 B 的臀部出现疖肿。再过两天，患者 B 的疖肿出现化脓症状，经细菌培养，结果显示为凝固酶阳性金黄色葡萄球菌。

　　当患者 A 手术切口拆线时，伤口出现感染情况。患者 A 据此提出，主管医生给患者 B 换药后未洗手，随即检查自己的伤口，从而导致感染，并认定这属于医疗事故。主管医生则认为，手术切口感染属于术后并发症，并非罕见情况，且术前已向患者家属进行了相关风险告知，因此不属于医疗事故。由此，医患双方发生了医疗纠纷，并迅速反馈至医院医务科。

　　医务科介入调查调解，并对患者 A 上午手术切口感染部位进行细菌培养，同样培养出凝固酶阳性金黄色葡萄球菌。最终，医务科决定减免患者 A 的一部分医疗费用，给予一次性营养补助，并承诺待伤口愈合后安排其出院。至此，这场医疗纠纷得以平息。

问题：请指出本案例中哪些是医学问题，哪些是伦理问题？并进行伦理分析。

第一节　康复医学中的伦理问题

　　伦理学又称道德学、道德哲学，是一门对人类道德生活进行系统思考和研究的学科。其研究内容包括道德的产生、发展、本质、评价、作用以及道德教育、道德修养等规律。道德是一种社会意识形态，是人们共同生活及行为的准则和规范；它体现了社会与自然在生存及发展过程中利益关系的善恶评判标准，是相应的心理意识、行为规范以及行为活动的有机总和。在不同的时代背景以及不同的社会阶层中，有不同的道德观念。

　　医学伦理学是运用伦理学的理论、方法研究医学领域中人与人、人与社会、人与自然关系的道德问题的一门学科。它的主要研究内容有医学伦理的基本原则、规范、作用及发展规律；医务人员与患者之间的关系；医务人员相互之间的关系；卫生部门与社会之间的关系。在康复医学领域，医学伦理贯穿医疗实践的各个环节，深刻影响着康复治疗师与患者之间的关系、康复决策的制定以及整个康复医疗体系的运行。

链接

何为"伦理"？

　　"伦理"一词原指人与人之间微妙复杂而又和谐有序的辈分关系。后来进一步发展演化，泛指人与人之间以道德手段调节的种种关系，以及处理人与人之间相互关系应当遵循的道理和规范。

一、医学伦理的诞生与发展

（一）古代医学伦理的萌芽

在人类文明的早期，医学与宗教、哲学紧密相连。原始社会时期，人们对疾病的认知有限，医疗行为往往带有神秘色彩，但已经蕴含着朴素的关怀患者的观念。例如，一些部落中的医者会尽力救助受伤或患病的族人，这种互助行为可视为医学伦理思想的雏形。

随着古代文明的兴起，不同地区都出现了早期的医学伦理规范。古埃及的文献中记载了医生的职责和道德准则，要求医生对患者尽最大努力治疗，保护患者隐私等。古希腊医学家希波克拉底被尊称为"医学之父"，他所著的《希波克拉底誓言》是西方医学伦理的经典文献。誓言中强调医生要遵守为患者谋利益、不伤害患者、保守秘密等原则，这些原则奠定了西方医学伦理的基础，对后世医学伦理的发展产生了深远影响。

在东方，中国古代医学同样有着丰富的伦理思想。春秋战国时期的《黄帝内经》中就有关于医德的论述，如"非其人勿传，非其人勿授"，强调医者要注重自身品德修养，谨慎传授医术。东汉时期的张仲景在《伤寒杂病论·自序》中痛斥当时医界的不良风气，倡导医者要"精研方术""爱人知人"，体现了关爱患者、认真负责的伦理精神。

（二）中世纪医学伦理的发展

中世纪欧洲，宗教成为医学伦理的主要载体。阿拉伯医学家迈蒙尼提斯《医者祷文》将医疗行为神圣化。中国唐代医药学家孙思邈《大医精诚》确立"人命至重，有贵千金"的价值标准，其记载的"麻风病隔离治疗法"开创了传染病伦理实践。

（三）医学伦理在近代的发展

1. 文艺复兴与医学伦理变革 文艺复兴时期，人文主义思想的兴起对宗教权威形成巨大冲击，促使医学伦理的核心从服从神权转向关注人的价值、权利和尊严，并重塑了医生的角色和医患关系。

2. 工业革命与医学伦理新挑战 工业革命带来生产力飞跃，医学面临新问题和挑战。城市化和传染病频发，医学从个体治疗转向群体预防，医学伦理范畴扩大，关注公共卫生政策和资源分配。医学技术的进步引发伦理争议，尊重患者知情同意权变得更为重要。

（四）现代医学伦理的形成与发展

1. 医学伦理学科建立 20 世纪，医学科学巨大进步带来新问题，医学伦理学成为独立学科。1971年，美国乔治敦大学建立肯尼迪伦理学研究所，标志着医学伦理学正式独立。全球医学伦理研究和教育兴起，专业队伍壮大。

2. 国际医学伦理准则制定 全球化下，国际医学交流频繁，需统一医学伦理准则。世界医学会制定《日内瓦宣言》和《赫尔辛基宣言》，为全球医学实践和研究提供伦理框架。

3. 当代医学伦理多元化发展 当代医学伦理呈多元化发展态势，研究领域拓展，涉及生物医学研究伦理、卫生资源分配伦理等。医学伦理与多学科交叉融合，为解决医学伦理问题提供全面视角和方法。

二、康复医学伦理的特点

康复医学伦理作为医学伦理在康复医学领域的具体应用和延伸，具有独特的内涵与特点。深入理解这些特点，对于康复医学专业人员遵循伦理原则、妥善处理伦理问题、保障患者权益以及推动康复医学健康发展至关重要。

（一）以人为本的全面性

康复医学不仅治疗疾病、恢复身体功能，更帮助患者重新融入社会，提升生活质量，实现全面发展。因此，康复伦理强调以人为本，全面关注患者的生理、心理和社会需求。在制订康复计划时，需综合考虑患者的肢体运动、语言沟通等生理功能恢复，同时重视因残疾可能引发的自卑、焦虑等心理问题，以及在家庭、就业、社交等方面遇到的挑战。

（二）长期持续性

康复治疗是一个漫长的过程，许多患者需要经历数月甚至数年的持续训练才能达到理想效果。因此，康复伦理具有长期持续性的特点。康复专业人员需与患者及其家属保持长期密切联系，在整个康复过程中始终遵循伦理原则。从初期的评估诊断、制订个性化方案，到中期的治疗实施和调整，再到后期的效果评估与跟进，每个阶段都需要康复人员履行伦理责任。以小儿脑瘫患者为例，康复治疗可能从幼儿期持续到青少年时期，康复团队需持续关注患儿的成长发育，根据需求提供合适的康复服务，并尊重患儿及其家长的意愿，保护其隐私。

（三）多方协作性

康复治疗涉及多学科、多专业的紧密协作，包括康复医师、物理治疗师、作业治疗师、言语治疗师、心理治疗师、康复护士等专业人员，同时需要患者及其家属的积极配合，有时还需要社会各界力量的支持。因此，康复伦理要求各参与方密切协作、相互尊重、信息共享。各专业人员需发挥专业优势，以患者的整体康复利益为出发点，共同制订和执行康复计划，各方紧密协作是确保康复治疗顺利进行的关键，其中良好的伦理沟通与协作机制至关重要。

（四）注重自主性与参与性

鉴于康复过程的特殊性，康复治疗需要患者的积极配合，其意愿和选择对康复效果具有关键影响。康复专业人员应充分尊重患者的自主权，在康复评估、方案制订和实施过程中与患者充分沟通，使其了解治疗目的、方法、预期效果及潜在风险，并鼓励其表达想法和需求，真正参与到康复决策中来。对于具备完全民事行为能力的患者，应在自愿且充分知情的前提下确定康复方案；对于无行为能力或限制行为能力的患者，如儿童、认知障碍患者等，则需与家属或监护人充分协商，保障其合法权益并争取积极配合。

（五）资源分配的复杂性

康复资源相对有限，而康复需求持续增长，这导致康复资源分配的复杂性成为康复伦理的一个显著特点。在康复实践中，如何公平、合理地分配康复资源，如设备、专业人员、床位等，是一个亟待解决的伦理问题。一方面，需考虑患者的病情严重程度、康复需求紧迫性及康复潜力等因素，优先保障最需要且最可能从治疗中受益的患者；另一方面，也要兼顾社会公平，避免资源过度集中于少数地区或人群。尤其在基层地区，康复资源相对匮乏，需通过合理政策引导和资源调配，确保当地患者获得基本康复服务。同时，对于不同年龄段、经济状况的患者，都需在资源分配上体现公平公正原则，以保障全体患者享有平等的康复机会。

（六）与社会环境的紧密关联性

康复医学的发展离不开社会环境的支持，康复伦理也与社会环境紧密相连。社会对残疾人的态度、社会保障制度、无障碍设施建设等社会因素均会影响康复伦理的实践。一个包容、接纳残疾人的社会环境有助于患者树立康复信心，更好地融入社会；完善的社会保障制度能为患者提供经济支持，减轻康复负担；良好的无障碍设施建设则便于患者出行和生活，促进康复效果的巩固和提升。在发达国家，社会对残疾人关注度高，无障碍设施普及，社会保障体系完善，这为康复患者回归社会创造了有利条件，也使康复伦理在实践中得到更好贯彻。相反，若社会环境不利于残疾人的生存和发展，康复伦理的实施将面临诸多困难。因此，康复伦理不仅关注康复治疗过程中的内部伦理问题，还涉及改善社会环境、促进社会公平正义等外部伦理责任。

三、临床康复实践问题

临床康复实践是康复医学的核心环节，旨在通过各种专业手段帮助患者恢复身体功能、提高生活质量并重新融入社会。然而，在实际操作过程中，面临着诸多复杂且关键的问题。这些问题涉及从患者筛选到康复治疗结束的整个流程，直接影响着康复治疗的效果和患者的预后。

（一）患者的选择

1. 适应证与禁忌证的评估　在决定患者是否适合接受康复治疗时，准确判断适应证与禁忌证是首要任务。不同类型的康复治疗，无论是物理治疗、作业治疗还是言语治疗等，都有其特定的适用范围和限制条件。

确定适应证和禁忌证需要综合考虑患者的病史、当前病情、身体各项机能指标等多方面因素。以脊柱骨折患者为例，若骨折部位尚未稳定，进行大幅的脊柱活动康复训练可能导致骨折移位，损伤脊髓神经，这就是明确的禁忌证。而当骨折愈合到一定程度，通过专业评估确认安全后，针对性地康复训练可以促进脊柱功能恢复，防止肌肉萎缩和关节僵硬，此时则属于适应证范畴。

2. 康复潜力评估　评估患者的康复潜力是患者选择过程中的关键环节。这不仅关乎能否为患者制订合理的康复目标，还影响着康复资源的合理分配。康复潜力受到多种因素的综合影响，包括患者的年龄、基础健康状况、心理状态、损伤或疾病的严重程度以及类型等。一般来说，年轻且身体素质较好的患者，在遭受意外伤害或疾病侵袭后，往往具有更大的康复潜力。与之相对的是，老年患者由于身体功能衰退，合并多种慢性疾病，康复过程可能更为缓慢且复杂，康复潜力的评估也更加困难。

心理状态同样对康复潜力有着不可忽视的影响。积极乐观、对康复充满信心的患者，通常能更好地配合康复训练，康复效果也相对较好。而存在严重焦虑、抑郁等负面情绪的患者，可能会对康复治疗产生抵触情绪，影响康复进程。

（二）个体化康复方案的制订

1. 全面评估的原则　制订个体化康复方案的前提是对患者进行全面、深入地评估。这一评估过程涵盖身体功能、心理状态、生活环境等多个维度。身体功能评估包括运动功能、感觉功能、心肺功能等方面的详细检查，以确定患者存在的功能障碍及其程度。心理状态评估同样重要，因为患者在经历疾病或创伤后，往往会出现不同程度的心理问题，如焦虑、抑郁、自卑等。这些心理因素会直接影响康复治疗的效果和患者的依从性。通过专业的心理测评工具，了解患者的心理状态，有助于在康复方案中融入相应的心理干预措施。生活环境评估则关注患者的居住条件、家庭支持系统以及社会环境等因素。然而，在实际临床中，实现全面评估面临诸多挑战。首先，患者自身的表达能力和认知水平可能影响评估的准确性。一些患者由于病情原因，无法清晰准确地描述自己的症状和感受，导致评估信息不完整。其次，评估工具的局限性也是一个问题。目前，虽然有多种评估量表和技术，但对于一些复杂的功能障碍或特殊疾病，现有的评估方法可能无法全面、精准地反映患者的实际情况。

2. 平衡多种因素制订康复方案　个体化康复方案的制订需要综合考虑多方面因素，在满足患者康复需求的同时，兼顾各种现实条件的限制。病情是制订方案的基础，根据患者的疾病诊断和功能障碍程度，确定康复治疗的重点和方向。康复目标的设定要既具有挑战性又切实可行。过高的目标可能使患者在无法达到时产生挫败感，降低康复积极性；而过低的目标则无法充分挖掘患者的康复潜力。这需要康复专业人员根据患者的康复潜力评估结果，与患者及其家属充分沟通后确定合理的目标。患者的身体耐受程度也是重要考量因素。康复训练应循序渐进，避免因过度训练导致患者身体疲劳或受伤。此外，经济状况和资源可及性也会对康复方案产生影响。一些先进的康复技术和设备可能对康复效果有显著提升，但价格昂贵，并非所有患者都能承受。在这种情况下，康复专业人员需要在保证康复质量的前提下，选择性价比高的治疗方法和设备，或者根据患者的经济情况分阶段调整康复方案。

（三）医患关系

1. 沟通障碍及其影响　良好的医患沟通是康复治疗成功的基石，但在实际临床中，沟通障碍却普遍存在。专业知识的巨大差距是导致沟通困难的主要原因之一。康复医学涉及众多专业术语和复杂的病理生理知识，患者往往难以理解。例如，康复治疗师向患者解释"本体感觉训练"的重要性时，即使使用简单的语言，患者可能仍然对这一概念感到模糊，不清楚具体的训练目的和方法。此外，在繁忙的临床工作中，治疗师可能无法给予每个患者足够的时间进行详细解释，导致患者对康复方案一知半解。

患者的文化背景、语言习惯、性格特点等个体差异也增加了沟通的难度。例如，在多民族聚居地区，不同民族的语言和文化习俗不同，可能导致信息传递不准确或误解。患者由于不理解康复方案，可能无法正确执行康复训练，降低治疗效果。同时，沟通不畅还可能引发患者的焦虑和不信任感，影响医患关系的和谐，甚至导致患者中途放弃康复治疗。

2. 信任建立的重要性与困难　医患之间的信任是康复治疗顺利进行的关键因素。当患者信任治疗师时，会更愿意积极配合治疗，遵循康复方案的要求进行训练。然而，建立信任并非易事，患者在经历疾病或创伤后，身心处于脆弱状态，对康复治疗效果存在担忧和疑虑。如果治疗师在初次接触患者时，未能充分展示专业能力和关心态度，很容易让患者产生不信任感。另外，康复治疗过程中可能出现的病情反复或疗效不明显等情况，也会动摇患者的信任，可能对治疗师的能力产生怀疑，进而影响治疗的依从性。

（四）专业团队的协调与配合

1. 专业知识差异引发的协作问题　康复治疗是一个多学科协作的过程，康复团队通常由康复医师、物理治疗师、作业治疗师、言语治疗师、心理治疗师等多个专业人员组成。各成员来自不同的专业背景，拥有不同的专业知识和技能，这在为患者提供全面康复服务的同时，也可能引发协作问题。

不同专业人员对患者的评估角度和侧重点不同。例如，康复医师侧重于疾病的诊断和整体治疗规划，关注患者的病情稳定性和潜在的医学风险；物理治疗师主要关注患者的运动功能恢复，如肌肉力量、ROM 等方面的训练；作业治疗师则聚焦于患者 ADL 能力的提升，包括穿衣、进食、洗漱等技能的训练。这种专业知识和关注点的差异，可能导致在制订康复方案时出现意见分歧。

2. 工作流程与沟通机制的不断完善　许多康复机构缺乏完善的工作流程和有效的沟通机制，这进一步加剧了团队协作的困难。在患者入院时，可能没有明确规定各专业人员的评估顺序和时间节点，导致评估工作混乱，信息收集不及时、不全面。例如，言语治疗师可能在未充分了解患者整体病情和其他功能障碍情况的前提下，就进行言语功能评估，影响评估结果的准确性和康复方案的针对性。康复医师根据患者的最新检查结果调整了用药方案，但由于沟通不畅，物理治疗师在不知情的情况下继续按照原计划进行康复训练，可能会因药物副作用等因素影响训练效果，甚至对患者造成不良影响。

（五）家庭成员的作用与职责

1. 角色认知不清的问题　家庭成员在患者的康复过程中扮演着至关重要的角色，但在实际情况中，很多家庭成员对自己的角色和职责认识不清。一些家庭成员认为康复治疗完全是医疗机构和专业人员的责任，自己只需照顾患者的生活起居，忽略了在康复训练中的协助作用。例如，在患者进行家庭康复训练时，家属没有给予足够的监督和鼓励，导致训练效果不佳。反之，部分家庭成员可能过度介入康复治疗过程，提出一些不合理的要求或干预专业人员的治疗决策，比如家属可能要求增加康复训练的强度，认为这样可以加快患者的康复速度，但实际上可能超出患者的身体承受能力，对康复造成负面影响。

2. 缺乏专业指导的困境　家庭成员通常缺乏康复专业知识和技能，在帮助患者康复时往往感到力不从心。虽然康复机构会在患者出院时给予一定的康复指导，但由于时间和资源有限，这些指导往往不够全面和深入。例如，家属可能知道要帮助患者进行肢体活动，但不清楚正确的活动方法和力度，可能因操作不当导致患者受伤。此外，随着患者康复进程的推进，康复训练的内容和难度也会相应调整，家属可能无法及时掌握这些变化，沿用之前的方法进行训练，影响康复效果。而且，在面对患者康复过程中出现的突发情况或问题时，家属由于缺乏专业知识，往往不知道如何正确处理，可能延误治疗时机。

（六）康复治疗质量控制与康复治疗终止

1. 质量控制标准不统一　目前，康复治疗质量控制缺乏统一、明确的标准，这给康复治疗的规范化和专业化发展带来了挑战。不同地区、不同机构甚至不同治疗师，在评估康复治疗效果和衡量治疗质量时，采用的指标和方法存在较大差异。例如，对于患者运动功能恢复的评估，有些机构侧重于使用Fugl-Meyer评估量表，该量表主要从肢体运动、平衡、感觉等多个维度对患者的运动功能进行量化评分；而另一些机构则可能更倾向于采用改良后的Ashworth量表来评估肌肉痉挛程度，以此作为运动功能恢复的参考指标。这种标准的不一致性，使得难以对康复治疗质量进行客观、准确地比较和评价，也不利于康复医学的学术交流和经验推广。此外，在康复治疗过程的质量控制方面，缺乏统一的操作规范和流程标准。例如，在物理治疗中，对于某种治疗手法的操作频率、力度、时间等参数，不同治疗师可能有不同的理解和做法，这可能导致治疗效果的差异，影响患者的康复进程和预后。

2. 康复治疗终止时机难把握　确定康复治疗的终止时机是一个复杂且关键的问题。过早终止康复治疗，患者可能尚未达到最佳康复效果，功能恢复不完全，影响其生活质量和社会回归能力。例如，临床中一些骨折患者在骨折初步愈合后，就停止了康复训练，导致关节活动受限、肌肉萎缩等并发症，影响肢体功能的完全恢复。然而，过晚终止康复治疗也存在诸多弊端。一方面，会造成康复资源的浪费，使有限的资源无法合理分配给其他有需要的患者；另一方面，长期的康复治疗可能给患者及其家庭带来沉重的经济负担和心理压力。

判断康复治疗终止时机需要综合考虑多个因素，包括患者的康复进展、功能恢复情况、心理状态以及社会支持等。康复进展可以通过定期的评估指标来衡量，如患者的运动功能、ADL能力等是否达到预期目标，但在实际临床中，要综合权衡这些因素并找到一个恰当的平衡点并非易事。

第二节　康复医学中的法律法规问题

康复医学中的法律法规问题主要涉及残疾人权益保障、医疗卫生服务、工伤保险、社会福利等多个领域的法律法规和条例。了解这些政策与法规问题，有助于更好地为功能障碍者服务，推动康复医学事业的健康发展。

一、国　家　法　律

（一）《中华人民共和国残疾人保障法》

《中华人民共和国残疾人保障法》于1990年颁布，经2008年、2018年的两次修订。该法明确了国家和社会对残疾人康复的责任，要求建立残疾人康复服务体系，支持康复机构建设、专业人才培养，并为残疾人提供康复救助；规定了康复服务的规划、机构设置、技术规范等内容。

（二）《中华人民共和国基本医疗卫生与健康促进法》

《中华人民共和国基本医疗卫生与健康促进法》于 2019 年颁布，2020 年 6 月 1 日起实施。该法将康复服务纳入基本医疗卫生体系，强调康复医疗的普及和保障，支持康复医学发展。法律要求二级以上医院应当设立康复医学科，并积极推动社区康复服务的开展。

（三）《中华人民共和国社会保险法》

《中华人民共和国社会保险法》于 2010 年颁布，2011 年 7 月 1 日起实施。该法规定工伤保险基金支付工伤康复费用，具体包括治疗费、辅助器具费等；同时明确基本医疗保险覆盖符合医保目录规定的部分工伤康复医疗费用。

（四）《中华人民共和国民法典》

《中华人民共和国民法典》于 2020 年颁布，2021 年 1 月 1 日起实施。《民法典》保障公民的健康权，在内容上间接涉及因人身损害导致的康复治疗权益（如侵权责任中的康复费用赔偿）。法律明确规定了人身损害赔偿包括康复费、辅助器具费等合理支出，同时规定了患者的知情同意权、隐私权、平等医疗权等受到保护。

二、行政法规与国务院文件

（一）《残疾预防和残疾人康复条例》

《残疾预防和残疾人康复条例》于 2017 年发布（国务院令第 675 号），2017 年 7 月 1 日起实施。这是我国首部专门针对残疾预防和康复的行政法规，明确了政府责任、康复服务体系建设、残疾儿童康复救助、康复人才培养等内容。例如，政府建立康复服务体系，支持社区康复、家庭康复；残疾儿童康复救助纳入政府财政预算，优先救助 0～6 岁残疾儿童；将康复专业人才纳入职称评定体系。

（二）《工伤保险条例》

《工伤保险条例》于 2010 年发布（国务院令第 586 号）。该条例规定工伤职工享有康复治疗的权利，康复费用由工伤保险基金支付，并明确康复后劳动能力鉴定流程。经劳动能力鉴定确认需要康复的职工，可到签订服务协议的机构进行康复治疗。

（三）《国务院关于加快发展康复辅助器具产业的若干意见》

《国务院关于加快发展康复辅助器具产业的若干意见》于 2018 年发布（国发〔2018〕20 号）。意见提出建立民政部牵头的部际联席会议制度，统筹推进康复辅助器具产业发展。推动康复辅助器具产业升级，完善康复辅助器具消费保障措施。

（四）《"十四五"残疾人保障和发展规划》

《"十四五"残疾人保障和发展规划》于 2021 年发布。规划提出完善残疾人康复服务体系，加强社区康复服务，提升康复服务质量。到 2025 年，80% 以上县（市、区）建成规范化残疾人康复中心。推动"互联网＋康复服务"，建立远程康复指导平台。

（五）《医疗纠纷预防和处理条例》

《医疗纠纷预防和处理条例》于 2002 年颁布，2002 年 9 月 1 日起施行。该条例是我国医疗事故处理的专门行政法规，目前仍是医疗纠纷处理的核心依据之一。条例明确了医疗事故定义、事故分级标准、处理程序、赔偿标准、预防与监督等内容。

（六）《残疾儿童康复救助制度》

《残疾儿童康复救助制度》于 2018 年由国务院发布。该制度为 0～6 岁残疾儿童提供手术、康复训练、辅助器具适配等救助，部分省份将救助年龄放宽至 17 岁。

三、部门规章与政策

（一）《"十四五"残疾人康复服务实施方案》

《"十四五"残疾人康复服务实施方案》于 2021 年由中国残疾人联合会、教育部、民政部等联合发布。方案明确目标，到 2025 年，有需求的持证残疾人和残疾儿童接受基本康复服务的比例达 85% 以上，残疾人普遍享有安全、有效的基本康复服务。

（二）《康复医疗工作试点工作方案》

《康复医疗工作试点工作方案》于 2021 年由国家卫生健康委发布。方案明确在北京、河北、上海等 15 个省份试点康复医疗服务体系创新试点，推动康复医疗早期介入、分级诊疗等。例如，三级医院康复医学科早期介入急危重症患者治疗；二级医院转型为康复医院，社区医院提供居家康复服务。

（三）《残疾人社区康复工作标准》

《残疾人社区康复工作标准》于 2019 年由中国残疾人联合会、民政部、国家卫生健康委联合制定。标准规定社区康复站需配备至少 1 名专职康复协调员；每年为残疾人提供不少于 4 次康复评估。

四、地方性法规与政策

各省市根据国家法律制定了具体实施办法，如《北京市残疾人康复服务办法》《上海市残疾人康复服务条例》《广东省残疾预防和残疾人康复实施办法》，这些文件通常细化康复服务补贴标准、社区康复资源配置等本地化内容。

考点与重点　康复的基本政策和法规

❓ 思 考 题

1. 简述医学伦理学的概念及主要研究内容。
2. 简述康复医学伦理的特点。
3. 为什么良好的医患关系对康复治疗的目标达到起着重要的作用？

本章数字资源

参考文献

［1］中华人民共和国残疾人保障法［M］. 北京：法律出版社，2018.

［2］世界卫生组织. 国际功能、残疾和健康分类（ICF）［M］. 日内瓦：世界卫生组织出版社，2001.

［3］中国残疾人联合会. 残疾人残疾分类和分级国家标准（GB/T 26341-2010）［M］. 北京：中国标准出版社，2010.

［4］杜晓霞，桑德春. 康复医学概论［M］. 长沙：中南大学出版社，2019.

［5］励建安，王彤. 康复医学［M］. 5版. 北京：人民卫生出版社，2018.

［6］刘宏亮，何成奇. 康复医学［M］. 北京：高等教育出版社，2014.

［7］南登昆. 康复医学［M］. 4版. 北京：人民卫生出版社，2013.

［8］吴庆连. 康复医学科管理规范与操作常规［M］. 6版. 北京：中国协和医科大学出版社，2018.

［9］王宁华. 康复医学概论［M］. 3版. 北京：人民卫生出版社，2018.8.

［10］纪树荣. 康复医学理论与实践［M］. 5版. 北京：人民卫生出版社，2017.

［11］王俊华，杨毅. 康复医学导论［M］. 北京：人民卫生出版社，2019.

［12］王玉龙. 康复评定学［M］. 3版. 北京：人民卫生出版社，2018.

［13］黄晓琳，燕铁斌. 康复医学［M］. 6版. 北京：人民卫生出版社，2018.

［14］卓大宏. 中国康复医学［M］. 5版. 北京：华夏出版社，2020.

［15］燕铁斌. 物理治疗学［M］. 3版. 北京：人民卫生出版社，2018.

［16］唐强. 康复医学导论［M］. 3版. 北京：中国中医药出版社，2023.

［17］纪树荣. 运动疗法技术学［M］. 3版. 北京：华夏出版社，2019.

［18］王俊华. 康复医学概论［M］. 3版. 北京：人民卫生出版社，2019.

［19］杨毅，胡德. 康复医学导论［M］. 北京：中国医药科技出版社，2019.

［20］张建忠. 康复医学［M］. 北京：人民卫生出版社，2016.